NICUに入院依頼がきた	A
新生児が生まれた	B
生直後〜生後3時間	C
生後3〜6時間	D
生後6〜12時間	E
生後12〜24時間	F
生後24〜48時間	G
生後2〜4日	H
生後4日〜1週	I
生後1〜2週	J
生後2週以降	K
退院前	L
退院後	M
感染症	N
新生児仮死	O
データ	P

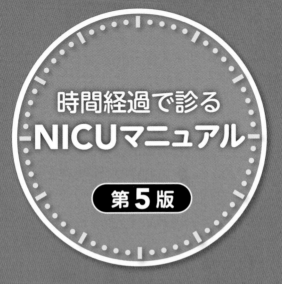

時間経過で診る
NICUマニュアル

第5版

横浜市立大学小児科・新生児グループ
責任編集
西巻 滋

編集
関 和男・立石 格

東京医学社

責任編集	西巻 滋	横浜市立大学附属病院小児科
編 集	関 和男	横浜市立大学センター病院母子医療センター新生児科
	立石 格	済生会横浜市南部病院小児科・新生児内科

執 筆	小郷 寛史	小田原市立病院小児科
	平田 理智	倉敷中央病院総合周産期母子医療センター NICU
	福山 綾子	国立病院機構横浜医療センター小児科
	矢竹 暖子	
	花木 麻衣	済生会横浜市東部病院小児科
	津田 兼之介	名古屋市立大学新生児・小児医学分野
	藤田 秀次郎	藤沢市民病院小児科
	粟生 耕太	大和市立病院小児科
	堀口 晴子	横須賀共済病院小児科
	佐藤 美保	
	石田 史彦	横浜市立大学センター病院母子医療センター新生児科
	西 大介	
	林 裕介	
	脇田 浩正	
	平石 のぞみ	
	魚住 梓	横浜市立大学大学院医学研究科発生成育小児医療学
	釼持 孝博	
	岩間 一浩	横浜市立大学大学院医学研究科遺伝学
	西巻 滋	横浜市立大学附属病院小児科

第5版の序

　NICUに入院した未熟児や新生児を「時間経過に沿って」診療するために執筆された「ちょっと変わった」マニュアルとして初版を2002年に刊行し，本書も第5版となりました。第2版で色を加え，第3版ではサイズを変更してポケットに入れやすくしました。今回もマニュアルとしてuser-friendlyであることを第一に考えて構成してあります。項目は簡潔に記載し，絵や写真，図表を多くしてあります。現場で指示が出しやすいように，薬剤の使用方法も具体的に記載しました。見やすいレイアウトを心がけ，より使いやすくなったと思います。ただし本書の性格上，専門性の高い部分まで網羅できません。それらは引用した書籍や論文をご参照下さい。

　またNICUの現場では新しい疾患概念や診断方法，そして新しい管理法や治療法などの進歩に著しいものがあります。この第5版の改訂に際しましても，新知見を取り入れるように努めました。

　この「ちょっと変わった」マニュアルがNICUの現場で少しでもお役に立てば幸いです。また，ご助言，ご批判をいただき，さらに内容の充実を図りたいと思っております。読者諸兄にはご批判，ご指導のほど，よろしくお願い致します。

2018年5月
編者記す

初版の序

　本書は NICU で働く専門医のためのマニュアルではありません。未熟児医療を専門とはしない若い医局員が，NICU で未熟児などを加療する立場に（半強制的に）置かれたときに役立つように，心細くないようにと，書かれたものです。彼達の手元にも優れたマニュアルが数多くありますが，それらは疾患や症状別に項目を分けたものです。NICU で保育器に収容された新生児を前にした彼達が知りたいのは，生後の時間経過に合わせて，そのときどきに何に注意し，何を検査し，どんな処置をすればよいか，次に起こる事態を予測し，どう対応したらよいか，なのです。このマニュアルはその minimal essential をできるだけコンパクトにまとめました。彼達と一緒に現場に立ち会い，処置のバックアップをする，そして質問や疑問に答えるように書きました。そのため，従来のマニュアルとは違い，些細なことも記載してあります。また簡便なマニュアルとしての性質を補完するために，読者がさらに学べるように，邦文で書かれた総論や文献を多く引用しました。このマニュアルの意図に沿えば，個々の疾患の病態や検査方法の詳細は記載しません。それはほかの優れたマニュアルや教科書を参考にして下さい。

　東京医学社には「新生児診療マニュアル（神奈川県立こども医療センター）」があります。本書は特異なものでありますが，その弟分としての役目が果たせれば幸いです。読者諸兄のご批判，ご指導のほど，よろしくお願い致します。

2002 年 7 月

編者記す

目次（時間経過）

A. NICU に入院依頼がきた 1

  A-1 病棟の準備 1

  A-2 蘇生の準備 2

  A-3 母体情報の収集 4

  A-4 産科医へのお願い 7

B. 新生児が生まれた 11

  B-1 蘇生（出生直後）：児の状態評価 11

  B-2 蘇生（生後60秒以内）：保温・体位保持・気道開通 11

  B-3 蘇生（生後60秒以内）：呼吸・心拍の確認 12

  B-4-1 蘇生：呼吸の確立（①自発呼吸ありかつ心拍≧100/分） 12

  B-4-2 蘇生：呼吸の確立（②自発呼吸なしあるいは心拍＜100/分） 13

  B-5 蘇生：循環の確立 16

  B-6 アプガースコア 18

  B-7 早期皮膚接触 18

  B-8 搬送 18

C. 生直後～生後3時間 20

  C-1 体温管理 20

  C-2 呼吸管理（☞D-1） 20

  C-3 呼吸窮迫症候群（RDS） 25

  C-4 胎便吸引症候群（MAS） 28

  C-5 肺炎 29

  C-6 気胸（エアリーク） 30

  C-7 Dry lung syndrome 31

  C-8 奇形 31

  C-9 新生児一過性多呼吸（TTN） 32

  C-10 新生児遷延性肺高血圧症 33

  C-11 輸液（☞G-1，H-1，I-1，J-1） 36

  C-12 アシドーシス 37

  C-13 低血糖症（☞D-2，I-3） 38

  C-14 循環不全 40

  C-15 脳エコー検査 43

  C-16 脳室内出血（☞G-7，J-2） 46

  C-17 脳室周囲白質軟化症（PVL）（☞G-8，J-3，K-1） ... 49

  C-18 高ビリルビン血症（溶血性黄疸）（☞F-3，G-5，H-4，J-4，K-10） ... 51

  C-19 貧血 52

  C-20 多血 53

C-21	白血球減少・白血球増多	54
C-22	血小板減少	55
C-23	胃管	56

D. 生後3〜6時間 61

D-1	呼吸管理（⤷C-2）	61
D-2	低血糖症（⤷C-13, I-3）	63
D-3	嘔吐（⤷K-12）	63

E. 生後6〜12時間 65

E-1	高カリウム血症（⤷F-1, G-2）	65
E-2	けいれん・新生児発作（⤷G-9, I-4）	67
E-3	高血糖症（⤷K-7）	69

F. 生後12〜24時間 71

F-1	高カリウム血症（⤷E-1, G-2）	71
F-2	経腸栄養（⤷G-4, H-3）	72
F-3	高ビリルビン血症（溶血性黄疸）（⤷C-18, G-5, H-4, J-4, K-10）	73
F-4	腎不全	76

G. 生後24〜48時間 79

G-1	輸液（⤷C-11, H-1, I-1, J-1）	79
G-2	高カリウム血症（⤷E-1, F-1）	80
G-3	低カルシウム血症（早発型）	81
G-4	経腸栄養（⤷F-2, H-3）	81
G-5	高ビリルビン血症（特性黄疸）（⤷C-18, F-3, H-4, J-4, K-10）	82
G-6	動脈管開存症（PDA）（⤷H-5）	84
G-7	脳室内出血（⤷C-16, J-2）	88
G-8	脳室周囲白質軟化症（PVL）（⤷C-17, J-3, K-1）	88
G-9	けいれん（⤷E-2, I-4）	88
G-10	無呼吸（⤷J-5, K-2）	89
G-11	消化管出血（吐血，下血，血便）	91
G-12	胎便関連性腸閉塞症	92

H. 生後2〜4日 95

H-1	輸液（⤷C-11, G-1, I-1, J-1）	95
H-2	高ナトリウム血症	97
H-3	経腸栄養（⤷F-2, G-4）	97
H-4	高ビリルビン血症（特性黄疸）（⤷C-18, F-3, G-5, J-4, K-10）	98
H-5	動脈管開存症（PDA）（⤷G-6）	98
H-6	新生児TSS様発疹症（NTED）（⤷N-6）	99

I. 生後4日〜1週 **101**

I-1 輸液（⤷C-11, G-1, H-1, J-1）..... 101

I-2 低カルシウム血症（遅発型）..... 103

I-3 低血糖症（⤷C-13, D-2）..... 104

I-4 けいれん（⤷E-2, G-9）..... 104

J. 生後1〜2週 **106**

J-1 輸液（⤷C-11, G-1, H-1, I-1）..... 106

J-2 脳室内出血（⤷C-16, G-7）..... 106

J-3 脳室周囲白質軟化症（PVL）（⤷C-17, G-8, K-1）..... 107

J-4 高ビリルビン血症（特発性黄疸）（⤷C-18, F-3, G-5, H-4, K-10）..... 108

J-5 無呼吸（⤷G-10, K-2）..... 109

J-6 壊死性腸炎（NEC）・限局性小腸穿孔（FIP）..... 110

K. 生後2週以降 **114**

K-1 脳室周囲白質軟化症（PVL）（⤷C-17, G-8, J-3）..... 114

K-2 無呼吸（⤷G-10, J-5）..... 114

K-3 未熟児貧血 115

K-4 未熟児網膜症 116

K-5 未熟児骨減少症（未熟児くる病）..... 117

K-6 慢性肺疾患（CLD）..... 119

K-7 高血糖症（⤷E-3）..... 123

K-8 低ナトリウム血症 124

K-9 晩期循環不全（急性期離脱後循環不全）..... 124

K-10 高ビリルビン血症（遷延性黄疸）（⤷C-18, F-3, G-5, H-4, J-4）..... 126

K-11 経口哺乳 126

K-12 嘔吐（⤷D-3）..... 126

K-13 一過性心雑音 127

L. 退院前 **131**

L-1 退院前にしておきたい検査 131

L-2 予防接種（⤷M-3）..... 133

M. 退院後 **136**

M-1 外来通院 136

M-2 未熟児に多い疾患 137

M-3 予防接種（⤷L-2）..... 138

N. 感染症 **140**

N-1 起炎微生物 140

N-2 症状 141

ix

N-3	検査	142
N-4	治療	143
N-5	B群溶連菌(GBS)	148
N-6	メチシリン耐性黄色ブドウ球菌(MRSA)(☞H-6)	151
N-7	単純ヘルペスウイルス(HSV)	153
N-8	サイトメガロウイルス(CMV)	154
N-9	水痘帯状疱疹ウイルス(VZV)	156
N-10	麻疹ウイルス	157
N-11	風疹ウイルス	158
N-12	B型肝炎ウイルス(HBV)	159
N-13	C型肝炎ウイルス(HCV)	160
N-14	成人T細胞白血病ウイルス(HTLV-1)	161
N-15	真菌(カンジダ)	162
N-16	クラミジア	163
N-17	インフルエンザウイルス	164
N-18	結核	165

O. 新生児仮死 170

O-1	初期対応	170
O-2	検査	172
O-3	一般的治療・管理	174
O-4	低体温療法	176

P. データ 182

P-1	ベッドサイド検査	182
P-2	NICUで使用する微量投与薬剤	187
P-3	出生時体格標準値	190

索引 210

目次（臓器・疾患別）

神経・感覚器

けいれん	67, 88, 104
新生児仮死・低酸素性虚血性脳症	170
脳室周囲白質軟化症（PVL）	49, 88, 107, 114
脳室内出血	46, 88, 106
未熟児網膜症	116
無呼吸	89, 109, 114

呼吸器

Dry lung syndrome	31
新生児一過性多呼吸（TTN）	32
気胸（エアリーク）	30
奇形	31
呼吸窮迫症候群（RDS）	25
胎便吸引症候群（MAS）	28
肺炎	29
慢性肺疾患（CLD）	119
無呼吸	89, 109, 114

循環器

一過性心雑音	127
循環不全	40
晩期循環不全	124
新生児遷延性肺高血圧症	33
動脈管開存症（PDA）	84, 98

消化器

壊死性腸炎（NEC）	110
嘔吐	63, 126
消化管出血（吐血，下血，血便）	91
胎便関連性腸閉塞症	92

腎・泌尿器

腎不全	76

骨格器

未熟児骨減少症（未熟児くる病）	117

血液

血小板減少	55
多血	53
播種性血管内凝固（DIC）	142, 184

xi

白血球減少 54

白血球増多 54

貧血 52

未熟児貧血 115

内分泌・代謝・電解質

アシドーシス 37

高血糖症 .... 69，123

甲状腺機能異常 4

高カリウム血症 .... 65，71，80

高ナトリウム血症 97

低カルシウム血症 .... 81，103

低血糖症 .... 38，63，104

低ナトリウム血症 124

高ビリルビン血症

高ビリルビン血症（遷延性黄疸） 126

高ビリルビン血症（特発性黄疸） .... 82，98，108

高ビリルビン血症（溶血性黄疸） .... 51，73

感染症

B型肝炎ウイルス（HBV） 159

B群溶連菌（GBS） 148

C型肝炎ウイルス（HCV） 160

メチシリン耐性黄色ブドウ球菌（MRSA） 151

MRSA－新生児TSS様発疹症（NTED） 99

インフルエンザウイルス 164

クラミジア 163

結核 165

サイトメガロウイルス（CMV） 154

真菌（カンジダ） 162

水痘帯状疱疹ウイルス（VZV） 156

成人T細胞白血病ウイルス（HTLV-1） 161

単純ヘルペスウイルス（HSV） 153

風疹ウイルス 158

麻疹ウイルス 157

予防接種 .... 133，138

A. NICUに入院依頼がきた

この時間帯のポイント

- 児情報（週数や体重，状態など）と母体情報（疾患や羊水混濁など）を収集し，それに応じて準備をする。
- NICUに入院を考慮する症例
  出生時：在胎週数＜35週，出生体重＜1,800 g，呼吸障害，チアノーゼ，新生児仮死，外表大奇形など
  出生後：発熱，心雑音，けいれん，嘔吐（胆汁性，血性など），腹部膨満，哺乳不良，全身状態不良など

A-1 病棟の準備

1）保育器

消毒されている保育器を加温，加湿する。温度は以下を開始の目安とする。中性温度環境で児の酸素消費量が最小になる[1]。湿度は未熟児＜1,500 gでは80 ～ 90％，＜2,500 gでは60 ～ 70％，≧2,500 gでは60％にする。

表A-1 体重別の保育器の温度設定[1]

出生体重	＜1,500 g	＜2,500 g	≧2,500 g
生後～4日	34 ～ 35℃	33 ～ 34℃	31 ～ 33℃
4 ～ 12日	32 ～ 34℃	31 ～ 33℃	29 ～ 33℃
～3週間	32 ～ 34℃	31 ～ 33℃	29 ～ 31℃
3週間～	31 ～ 33℃	29 ～ 32℃	

搬送用保育器も温めておく。設定は36℃－体重kg（kg未満は切り捨て）とする[2]。ボンベの酸素残量も確認しておく。

表A-2 体重別の搬送用保育器の温度設定

出生体重	＜1,000 g	＜2,000 g	＜3,000 g	≧4,000 g
保育器内温度	36℃	35℃	34℃	33℃

2）モニタ・人工呼吸器・輸液

呼吸心拍監視モニタ，SpO_2モニタ，経皮血中ガス分析装置（経皮モニタ）などを確認する。呼吸障害が予想されれば人工呼吸器もセットする（使わなければその日は幸運である）。推定出生体重から輸液を準備しておける（⇨C-11）。

A-2 蘇生の準備

1）蘇生台周辺

　まず蘇生を行う場所である，ラジアントウォーマーを十分に温める。温度設定は35℃前後と高めでよい。早産児は熱を失いやすいので，その要因は除去しておく*。在胎28週未満の児では首から下をプラスチックバッグに入れるとよい[3]。

2）マスク&バッグ・ブレンダー

　酸素は十分に流れるか，ジャクソンリースバッグは空気の漏れがないかを確認しておく。何種類かのサイズ別のマスクを用意しておく。ブレンダーがあれば調整して過剰酸素投与にならないようにする。

3）喉頭鏡・気管チューブ・スタイレット

〈喉頭鏡〉

　Miller 0号（超低出生体重児では00号）の直ブレードが一般的である。ライトの点灯を確認しておこう。

〈気管チューブ〉

　未熟児なら内径2.5 mm（750 g未満の未熟児では2.0 mmを使う），成熟児なら3.0〜3.5 mmでよい。気管チューブは温まると柔らかくなり挿管しにくくなるので，ウォーマーの下には置かないこと。気管チューブの固定用テープも準備しておく。体重が推定されていれば，挿入する深さを事前に決めておける。口角で，6＋体重(kg) cmである。

表A-3　体重別の気管チューブの太さと挿入時の口角の深さ
（6＋体重(kg) cmと覚える）

出生体重	＜750 g	＜1,500 g	＜3,000 g	≧3,000 g
サイズ	2.0 mm	2.5 mm	3.0 mm	3.5 mm
深さ	〜6 cm	6〜7 cm	8〜9 cm	9〜10 cm

〈スタイレット〉

　挿管に慣れていなければチューブサイズに合ったスタイレットも用意する。気管チューブにつけられているカーブは留置には好都合であるが，そのカーブに合わせてスタイレットも曲げると，直ブレードを使っての挿管やスタイレット抜去に苦労するのでチューブにつけるカーブは軽度とする[4]。

4）吸引の準備

　圧は約100 mmHg（13 kPa）に設定しておく。吸引チューブは口鼻腔吸引用に，未熟児なら6〜8 Frを，成熟児なら8〜10 Frを，胎便で羊水混濁があれば12〜14 Frを用意する。

5）蘇生薬（☞ B-5）

　新生児仮死が予想されるときは蘇生薬を用意する。

表A-4　蘇生薬

アドレナリン（ボスミン®，1 mg/1 mL/A）	
作り方	0.1 mL＋生食0.9 mL＝ボスミン®10倍液とする
使い方	①静脈内投与（こちらが優先される）　0.1〜0.3 mL/kg ②気管内投与　0.5〜1.0 mL/kg
循環血液増量薬（volume expander）	
使い方	生食10 mL/kgを5〜10分でiv
備考：Hypovolemic shockの児（蒼白，循環不全，弱い脈）で使用	
炭酸水素ナトリウム（メイロン®8.4%，20 mL/A）	
作り方	蒸留水で2倍液とする
使い方	2〜4 mL/kgを1 mL/kg/分以上かけてslow iv

クリニカルメモ ……………………………………………………

＊温かい部屋であることに加え，熱を失う以下の4経路をブロックする。

　伝導→温めた敷布，処置台を用意する。

　対流→風が吹かないように手術室や分娩室はドアを閉める。

　蒸散→濡れた体はすぐ拭く。濡れたままだと1分ごとに0.3℃下がる。

　輻射→壁，窓など低い外温に接するところから遠ざけ，保温ドレープで包む。保育器に収容する。

A-3 母体情報の収集

1）感染

絨毛膜羊膜炎の臨床的診断基準[5]である，母体発熱（体温≧38℃），母体頻脈（心拍≧100/分），子宮の圧痛，腟分泌物・羊水の悪臭，白血球数増多（≧15,000/μL）などを確認しておく。前期破水の期間＞24時間，羊水混濁も感染のリスクを示す。

2）母体に投与された薬剤

母体に抗けいれん薬や向精神薬が投与されている例では出生後の児のwithdrawal syndrome（薬物離脱症候群）に注意する。薬によって発症の時期や期間に差や幅があるので注意する[6]。

臍帯血から薬物血中濃度を調べる。発症した新生児の約30%はフェノバルビタール（フェノバール®）5 mg/kg/日を必要とする[7]。

表A-5 薬物離脱症候群の症状と発現頻度[7]

症状	頻度
易刺激性	約60%
振戦	約40%
不安・興奮状態	約30%
筋緊張増加・低下	約30%
無呼吸	約15%
けいれん	約5%

表A-6 薬物離脱症候群の発症時期と期間[6]

薬	発症時期	期間
ベンゾジアゼピン系薬（クロナゼパム，ジアゼパムなど）	2〜6時間	10日〜6週
三環系抗うつ薬（イミプラミンなど）	5〜12時間	4〜30日
フェノチアジン系抗精神薬（クロルプロマジンなど）	21日	11日〜4月

3）母体疾患

〈甲状腺機能異常〉

母体に甲状腺機能異常があれば，妊娠中に甲状腺刺激ホルモン（TSH），遊離サイロキシン（free T_4），TSH結合阻止抗体（TBII），TSH受容体抗体（TRAb），甲状腺刺激抗体（TSAb），甲状腺刺激阻害抗体（TSBAb）などを調べておく。

抗体は胎盤を通過し，児に影響する。児は臍帯血でTSH，free T_4，TRAbなどを検査する。その後もTRAbなどのデータが改善する生後数か月頃まで経過を追う。

表A-7　臍帯血の甲状腺ホルモン関連データ[8]

TSH(μU/mL)	free T₄(ng/dL)	free T₃(pg/mL)
10(1〜20)	1.38(0.86〜1.91)	1.9(0.3〜3.6)
mean(95% range)	mean(−1.5 SD〜+1.5 SD)	

a. 甲状腺機能亢進症

　新生児Basedow病の発症は母体のTBII，TRAb，TSAbから出生前に予測できる。Basedow病の母の数%に発症する[9]。

　母体から児に移行した抗体の消失は約2か月だが，母が内服していた抗甲状腺薬の効果がなくなる生後5〜10日頃から，頻脈，発汗，多動，易刺激性，心不全などを認め，抗甲状腺薬，ルゴール液，強心剤などの治療を要する[10]（発症が予想されれば，生直後からの抗甲状腺薬と甲状腺ホルモン製剤の併用療法もある）。

表A-8　母体甲状腺ホルモン関連データと児の症状

検査	発症の可能性高い Clinical hyper	症状は呈さず軽快 Chemical hyper	発症の可能性低い	正常値
TBII[11,12]	>60%	40〜60%	<40%	<10%
TRAb[9]	>70%			<15%
TSAb[11]	>800%			<180%

TBII：抗体の存在をみるが，甲状腺細胞を刺激するか抑制するかを識別しない。TRAb：その大部分がTSAbだが，TSBAbも存在する。
最近は第三世代のTRAb測定法もなされ，妊娠第三期のTRAb 10 IU/L以上で新生児甲状腺機能亢進症状を示す可能性が高いといわれている[13,14]。

b. 甲状腺機能低下症

　母体の甲状腺機能低下症が甲状腺機能抑制作用の自己抗体によるのであれば，TBII>85%で児に甲状腺機能低下症の可能性がある[8]（その発症は1/180,000とまれである[10]）。

　抗甲状腺薬治療中の母のfree T₄が正常範囲なら，薬剤による児の甲状腺機能低下症や発達遅滞の可能性は低い[9]。

〈糖尿病〉

母体に糖尿病があれば，巨大児のための難産や分娩外傷（Erb麻痺，Klumpke麻痺，鎖骨骨折，帽状腱膜下出血など），児の低血糖症（⇨C-13），低Ca血症（⇨G-3），多血症（⇨C-20），心筋肥大，呼吸障害などに注意する。

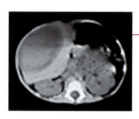

図A-1　糖尿病の母からの出生児
巨大児のために難産であった。分娩外傷として，Erb麻痺と肝臓の出血も伴った。

〈特発性血小板減少性紫斑病（ITP）〉

母体にITPがあれば，児の20〜40％に血小板減少症があるので，出生後に血小板数は確認しなければならない（⇨C-22）。多くの報告では母体と児の血小板数は相関しないとされ[15]，減少の程度は予想できない。

〈先天性心疾患〉

母体に先天性心疾患があると，生まれる児が先天性心疾患を持つ可能性は10〜15％と高い。また生まれる児の兄・姉に先天性心疾患があっても，生まれる児が先天性心疾患を持つ可能性は2〜5％とされる。

〈血液型不適合妊娠〉

母がRhD（−）型で間接クームス試験陽性であり，母体の抗RhD抗体が高値（≧16倍）ならば，児がRh血液型不適合妊娠による溶血性黄疸を発症する可能性が高い。臍帯血で直接クームス試験，ビリルビン値，Hb値，網状赤血球数を調べる。

分娩日時が予定されるなら，あらかじめ血液を用意し，交換輸血の準備を進めておくとよい（方法⇨C-18）。

A-4 産科医へのお願い
1) 母体ステロイド投与

22～33週の未熟児が生まれそうなら，母体にベタメタゾンを投与してもらう(産婦人科診療ガイドライン－産科編2017では妊娠24～33週の早産が1週以内に予想される場合の投与は推奨レベルBで，一方，妊娠22～23週の早産が1週以内に予想される場合の投与は推奨レベルCであるが，われわれは投与している)。分娩の48時間前から開始しておきたいが，24時間前でも効果がある[16]。在胎34週までの毎週の反復投与は勧められない[17]。

表A-9　ベタメタゾン(リンデロン®)

使い方	12 mgを24時間間隔で2回，筋肉注射する

児の転帰から，デキサメタゾンよりベタメタゾンのほうがよいとする報告がある[18]。

出生時処置
〈臍帯血の輸血〉

満期産児と比べ早産児では循環血液量が少ない。そのため出生後に肺循環が始まると，その分が体循環血液量から不足してしまう。この低容量状態の補填のために，早産児($\leq$32週頃)では生後に臍帯血からの輸血を行う。それにより生後早期の循環動態の安定が望める。

【方法】
①臍帯の後期結紮(delayed clamping)*

児の状態に余裕があれば，娩出後1分あるいは臍帯拍動が消失したのちに臍帯を結紮してもらう。酸素投与日数や輸血回数の減少が得られる[3,19]。

②臍帯のミルキング(milking)

超低出生体重児などで出生時の状態に余裕がなければ，長めに臍帯を残してもらい，蘇生終了後に呼吸が確立してからmilkingしてもよい(2秒程度のスピードで，臍帯の20～30 cmの長さを，児側に2～3回しごく[20,21])。

〈口・鼻腔吸引〉

胎便で羊水混濁が強い場合，児頭娩出時の口・鼻腔吸引によるMASの予防や軽減への効果は確かではない[22]。新生児蘇生のガイドラインでも推奨されていない[23]。

〈臍帯血・胎盤・羊水の検査〉

a. 臍帯動脈血のガス分析

分娩時に必須である。成熟児ではpH＜7.00やbase excess (BE)＜－15の児は予後が悪い[24〜26]。＊＊

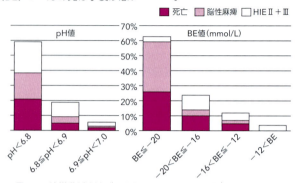

図A-2 臍帯動脈血液ガス分析と児の転帰（Kelly[26]より引用改変）

臍帯血pH＜6.8だと、59％の症例がHIE stage ⅡまたはⅢであり、そのなかで17％が脳性麻痺を呈し、21％が2歳までに死亡していた。同様にBE≦－20だと、63％の症例がHIE stage ⅡまたはⅢであり、そのなかで33％が脳性麻痺を呈し、26％が2歳までに死亡していた。

b. 母体疾患・薬剤

母体に投与された薬剤の血中濃度やホルモン値を測定する。

c. 溶血性黄疸

母体の血液型から疑われれば、臍帯血で直接クームス試験、ビリルビン値、Hb値、網状赤血球数を調べる。

d. 感染

感染が疑われれば、羊水や腟外陰部の培養検査、胎盤の肉眼的および病理学的検索などを依頼する。また、臍帯血でウイルス抗体値やIgM値（TORCH）などを調べる。

クリニカルメモ
* 娩出直後に児を母より低く置くとされていたが、児の位置は胎盤輸血量に影響を与えないと報告された[27]。
** 正期産あるいは正期産に近い児で中等度〜重度の低酸素性虚血性脳症の児に対しては生後6時間以内に低体温療法を施行することが推奨されているため、施行可能な施設に速やかに搬送する。

文献

1) Klaus MH, Fanaroff AA : The physical environment. Care of the High-risk Neonate, WB Saunders, 96-112, 1986

2) 川上 義：NICUに収容すべき対象と新生児搬送．多田 裕（編著）：新生児ケアの実際，診断と治療社，129-41，2000

3) Perlman JM, Wyllie J, Kattwinkel J, et al : Neonatal resuscitation : 2010 International consensus on cardiopulmonary resuscitation and emergency cardiovascular care science with treatment recommendations. Pediatrics126 : e1319-44, 2010

4) 細野茂春：新生児の呼吸管理における手技．NEONATAL CARE（増刊）：222-4，2010

5) Lencki SG, Maciulla MB, Eglinton GS : Maternal and umbilical cord serum interleukin levels in preterm labor with clinical chorioamnionitis. Am J Obstet Gynecol170 : 1345-51, 1994

6) Flangan-Everett M：薬物の乱用と離脱症状．奥山和男，瀧田誠司（監訳）：ハーバード大学関連病院新生児マニュアル，メディカル・サイエンス・インターナショナル，20-30，1994

7) 磯部健一，河田 興，日下 隆，他：新生児離脱症候群の管理と薬物代謝．周産期シンポ14：65-75，1996

8) 住田 裕：内分泌疾患－甲状腺機能異常．周産期医38（増刊）：591-3，2008

9) 佐々木 望，吉田孝子：Basedow病母から出生した児の取り扱い．小児内科31：1252-5，1999

10) 猪谷泰史：甲状腺疾患の母体から出生した児．周産期医36（増刊）：456-7，2006

11) 百渓尚子：妊娠における自己免疫性甲状腺疾患の治療法と新生児管理．日臨57：1866-72，1999

12) 菊地信行：新生児Basedow病．小児内科30：877-80，1998

13) 荒田尚子：甲状腺疾患．薬事53：1109-12，2011

14) 内山 温：甲状腺機能異常の母体から出生した児．河井昌彦，楠田 聡（編）：新生児内分泌ハンドブック，改訂2版，メディカ出版，174-7，2014

15) 関 博之：血小板減少性紫斑病．周産期医31（増刊）：266-7，2001

16) National Institutes of Health Consensus Development Conference Statement : Effect of corticosteroids for fetal maturation on perinatal outcomes. NIH Consensus Development Panel on the Effect of Corticosteroids for Fetal Maturation on Perinatal Outcomes. JAMA273 : 413-8, 1995

17) Guinn DA, Atkinson MW, Sullivan L, et al : Single vs weekly courses of antenatal cortico-steroids for women at risk of preterm delivery : A randomized controlled trial. JAMA286 : 1581-7, 2001

18) Lee BH, Stoll BJ, McDonald SA, et al : Adverse neonatal outcomes associated with antenatal dexamethasone versus antenatal betamethasone. Pediatrics117 : 1503-10, 2006

19) Kinmond S, Aitchison TC, Holland BM, et al : Umbilical cord clamping and preterm infants : a randomized trial. BMJ306 : 172-5, 1993

20) 細野茂春，小高美奈子，吉川香代，他：極低出生体重児における臍帯のmilkingによる赤血球輸血の減少効果．周産期シンポ25：85-90，2007

21) Hosono S, Mugishima H, Fujita H, et al : Umbilical cord milking

reduces the need for red cell transfusions and improves neonatal adaptation in infants born at less than 29 weeks' gestation : a randomised controlled trial. Arch Dis Child Fetal Neonatal Ed93 : F14-9, 2008

22) Vain NE, Szyld EG, Prudent LM, et al : Oropharyngeal and nasopharyngeal suctioning of meconium-stained neonates before delivery of their shoulders : multicentre, randomised controlled trial. Lancet364 : 597-602, 2004

23) 細野茂春(監修)：日本版救急蘇生ガイドライン2015に基づく新生児蘇生法テキスト，3版，メジカルビュー社，2016

24) Goldaber KG, Gilstrap LC, Leveno KJ, et al : Pathologic fetal acidemia. Obstet Gynecol78 : 1103-7, 1991

25) 常石秀市，大野 勉：新生児低酸素性虚血性脳症全国調査―脳低温療法の適応症例選択基準の確立に向けて．日周産期・新生児会誌42：596-603，2006

26) Kelly R, Ramaiah SM, Sheridan H, et al : Dose-dependent relationship between acidosis at birth and likelihood of death or cerebral palsy. Arch Dis Child Fetal Neonatal Ed103 : F567-F572, 2018

27) Vain NE, Prudent LM, Satragno DS, et al : Effect of gravity on volume of placental transfusion : a multicentre, randomised, non-inferiority trial. Lancet384 : 235-40, 2014

B. 新生児が生まれた

この時間帯のポイント

- NICUにかかわる医療者は新生児蘇生に精通し，有効な人工呼吸を実践できなければならない。アルゴリズムにある60秒以内の行動は，遅延なく人工呼吸をするための流れである。新生児蘇生法の講習会やテキストが参考になる[1]。

B-1 蘇生（出生直後）：児の状態評価

出生した児の状態でその後の処置が違う（生まれて元気な啼泣を聞くとほっとする。啼泣のない新生児を前にして自分が泣きたくなる気持ちもよくわかる）。

> 【評価】・早産児か→呼吸の確立が低い可能性
> ・弱い呼吸・啼泣か→呼吸の確立を促す必要性
> ・筋緊張が低下か→呼吸中枢機能を低下させる程の低酸素状態を示唆

すべて認めなければ，（母のそばで）保温，気道開通，皮膚乾燥をしながら観察すればよい。

いずれかを認めれば，蘇生の初期処置に入る。

B-2 蘇生（生後60秒以内）：保温・体位保持・気道開通

〈保温・皮膚乾燥と刺激〉

仮死のない新生児の体温は出生後から入院まで36.5 ～ 37.5℃に維持したい。在胎28週未満の早産児ではラップか袋で首から下を包み，保温する。

温かいラジアントウォーマーの下で，温かいタオルで羊水を拭く。皮膚刺激にもなる。呼吸が十分でなければ，背中をこする，足裏をたたく。

〈気道開通〉

気道確保のため，頸部を軽度伸展し，必要なら肩枕を使う。

口・鼻腔吸引は，管は成熟児で10 Fr（羊水混濁時は12 ～ 14 Fr），低出生体重児では6 ～ 8 Fr，吸引圧は100 mmHg（13 kPa）とする。喘いで呼気を始めたときの誤嚥を避けるため，口腔，鼻腔の順で吸引する（五十音で[く]ちは[は]なより先と覚えよう）。後咽頭刺激で迷走神経反射からの徐脈にも注意する。深すぎる

吸引で傷つけてはならない。肺胞液はしばらく残っても吸収され肺雑音は消える。しつこい吸引は不要である。

　羊水混濁があり，児に活気がない場合に，気管内吸引はルーチン処置ではないが，児の状態やスタッフの熟練度によっては実施してもよい。

　ただし，筋緊張が低く蒼白状態の重症仮死では，刺激での呼吸確立は難しく，すぐに人工呼吸へ進む場合もある。

B-3 蘇生（生後60秒以内）：呼吸・心拍の確認

　おおむね30秒間の処置を実施し，呼吸・心拍を再評価し，人工呼吸の必要性の有無を判断するが，人工呼吸が必要な児では，遅延なく有効な人工呼吸を開始したい（これは処置を30秒間続けることを意味しない。無呼吸・徐脈の児なら，なおさら早い時期に人工呼吸を開始するだろう。この60秒の時間を無駄にしないことである）。

【評価】①自発呼吸あり　かつ　心拍数 ≧ 100/分
　　　　②自発呼吸なし あるいは 心拍数 < 100/分

〈心拍の確認〉

　心拍の確認には以下の3方法がある。

◆聴診：聴診器で6秒間心拍を数え，10倍する。
◆SpO₂モニタ：右手に装着し酸素化も評価する。
　　　　　　　　（プローブ装着から表示まで約90秒かかるとされる）
◆ECGモニタ：迅速かつ正確に測定できる。

B-4-1 蘇生：呼吸の確立
　　　（①自発呼吸ありかつ心拍 ≧ 100/分）

　自発呼吸があり心拍数 ≧ 100/分なら，次の評価をする。

【評価】①努力呼吸かつ中心性チアノーゼがある
　　　　②努力呼吸のみあるいは中心性チアノーゼのみ

　評価で，①努力呼吸（多呼吸や呻吟など）があり，かつ，中心性チアノーゼがある場合は，SpO₂モニタを装着し，CPAPや酸素投与を行う。

　評価で，②努力呼吸のみ，または，中心性チアノーゼのみなら，

注意深く呼吸観察を続けながら，努力呼吸の原因検索やチアノーゼ性心疾患の鑑別を行う。

1) CPAP・酸素投与

マスクによるCPAP（5～6 cmH₂O）は，正期産児では空気を，早産児＜35週では21～30%の酸素を使用する。

SpO₂値が目標下限値を下回ったら酸素（30～40%）を投与し，95%に達したら（またはSpO₂値が下限値以上で上昇傾向にあれば）中止する。

表B-1　目標とするSpO₂値[1,2]

生後時間	1分	3分	5分	10分
サチュレーション	60%以上	70%以上	80%以上	90%以上

（SpO₂の計測が不能なら皮膚色でチアノーゼを判定する）

ブレンダーがない場合は空気によるCPAPが不可能なので，①純酸素をフリーフローで投与する，または，②自己膨張式バッグに純酸素をつないで投与する（酸素濃度は30～40%程度になるが流量によってはもっと高濃度になる）。

B-4-2 蘇生：呼吸の確立
（②自発呼吸なしあるいは心拍＜100/分）

自発呼吸がない（喘ぎ呼吸も無呼吸と同じ），または心拍数＜100/分なら，遅延なき有効な人工呼吸で救命に努める。

1) マスク&バッグ

90%以上の症例はマスク&バッグ換気で蘇生できる。20～30 cmH₂Oの圧で40～60回/分の回数でバギングし，胸郭の動きを確認する。

a
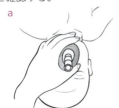

b
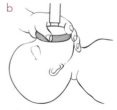

図B-1　マスク&バッグ

a：児の頭側に立ち，マスクは鼻，口と下顎を覆う。眼球に当てない。親指と人指し指でCの形を作り，マスクを密着させる。
b：親指と人指し指でマスクを顔に密着させて，下顎骨に当てた中指で下顎を挙上する（下顎が小さいので薬指や小指は使わない）。

2）気管挿管

マスク＆バッグ換気を施行しても自発呼吸不十分かつ心拍数＜60/分なら，換気が適切か必ず確認したい。その確認後に気管挿管を検討する（横隔膜ヘルニアや臍帯ヘルニアの場合を除き，最初から気管挿管しようとしない）。

〈挿管の準備〉

首の伸展が強いと喉頭が前方になり，見え難くなる。肩枕は取り除く。貯留液があったときのため吸引を準備する。

〈喉頭鏡の使い方〉

喉頭鏡を左手に持ち，児の右口角からブレードを入れ，舌を押しやる。ブレードを入れると口蓋垂，咽頭後壁から食道が見える（挿入が浅過ぎて喉頭部が見えない失敗がある。1,000 gの児で約4 cm，3,000 gの児で約6 cm，ブレードを入れる）。

釘抜きのようにブレードの先端だけを持ち上げず，ブレード全体を持ち上げる感じがよい。

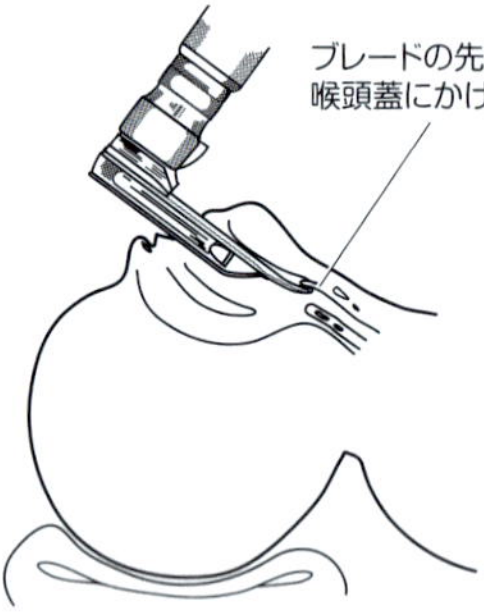

図 B-2　喉頭鏡の使い方

〈喉頭部はこう見える〉

手前に引いてくるとブレードの先端が喉頭蓋にかかり，その奥に白い声帯が「ハ」の字型に見える。声帯の下1/2が見えれば十分である。左手小指で輪状軟骨を押さえるともっとよく見える（介助者に押してもらってもよい）。引き過ぎて喉頭蓋がかぶってしまい声帯が隠れたときは，もう一度ブレードを少し奥まで入れ直せばよい。

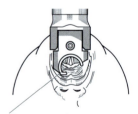

図 B-3　喉頭部の見え方

〈気管チューブの入れ方〉

使用する気管チューブの太さと挿入の深さを決めておく。チューブ先端は声帯を越え，未熟児では1.5〜2.0 cm，成熟児では2.0〜2.5 cmまで挿入する（Portex社のチューブは先端から2 cmまで黒く塗られており，挿入時の深さの目安になる）。

表B-2　体重別の気管チューブの太さと挿入時の口角の深さ
（6＋体重（kg）cmと覚える）

出生体重	＜750 g	＜1,500 g	＜3,000 g	≧3,000 g
サイズ	2.0 mm	2.5 mm	3.0 mm	3.5 mm
深さ	〜6 cm	6〜7 cm	8〜9 cm	9〜10 cm

〈挿管に成功したら〉

挿管後にバッグにつなぎ，胸の挙上や呼吸音に左右差がないか，胃の位置で音が聴取されないか，呼気時にチューブ内が曇るか，心拍・皮膚色が改善したか，などを確認する。バギングは必要最低の力である。気胸をつくってはいけない。

NICU入室後に胸部X線写真で気管チューブの位置を確認する。第2胸椎付近に先端があるとよい。撮影時に頭部の前屈，後屈がない中間位にすること。

〈挿管に失敗したら〉

20秒試みて挿管できなければ（チアノーゼは強く徐脈のはずだ），中断してマスク＆バッグに戻る。手慣れている専門医でもいつも1回で成功するとは限らない。挿管の失敗は恥ずかしいことではない。処置に気をとられ児を苦しませたことに気が付かない，それこそ恥ずかしいのである。

食道挿管では，バギングしても心拍は上昇せずチアノーゼも改善しない。腹部が膨らむ。片肺挿管は右肺が多い。その場合は左胸で呼吸音が弱い。

B-5 蘇生：循環の確立

> 【評価】①心拍数≧100/分
> ②心拍数　60〜100/分
> ③心拍数＜60/分

　人工呼吸を30秒続けても徐脈（＜60回/分）なら，換気が適切か必ず確認したい。その確認後に胸骨圧迫をする。胸骨圧迫中は酸素投与濃度を上げる（100％でよいが，自己心拍再開すれば速やかに下げること）。

　胸骨圧迫を加えても徐脈が続くなら，蘇生薬の使用を検討する。しかし人工呼吸と胸骨圧迫が優先であり，それを中断してまで実施する処置ではない（中断せずに投与可能なら使用は推奨される）。

1）胸骨圧迫

　蘇生者が2人なら胸郭を両手で包み両手の親指を使う両手法で（右図），1人なら2本指法で，胸骨の下1/3部分を胸郭の厚さの約1/3へこむ程度に押す。

　胸骨圧迫は90回/分，バギングは30回/分，併せて120回/分であり，2秒で胸骨圧迫を3回，バギングを1回行う（3：1の割合）[1]。心拍≧60回/分まで続ける。

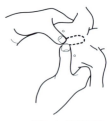
図B-4　胸骨圧迫

2）薬物療法

　静脈内投与をするが，臍静脈でよい。

◆アドレナリン

　0.01％アドレナリン液（ボスミン®を生食で10倍希釈）を使用する。心拍数＜60/分であれば3〜5分ごとに同量を追加する。

◆循環血液増量薬（volume expander）

　失血や出血などで循環血液量不足が考えられる児（蒼白，循環不全，弱い脈）では，生食10 mL/kgを5〜10分でivする。また胎児期から貧血が考えられる場合はO型Rh（−）の血液も選択される。

◆炭酸水素ナトリウム（メイロン®8.4％）

　十分に人工呼吸管理をしても，代謝性アシドーシスが循環動態改善を妨げている場合は，蒸留水で2倍に希釈し1回2〜4 mL/kgを1 mL/kg/分以上かけ投与する。

表B-3 蘇生薬

アドレナリン(ボスミン®, 1 mg/1 mL/A)	
作り方	0.1 mL＋生食0.9 mL＝ボスミン®10倍液とする
使い方	①静脈内投与(こちらが優先される) 0.1〜0.3 mL/kg ②気管内投与 0.5〜1.0 mL/kg

循環血液増量薬(volume expander)	
使い方	生食10 mL/kgを5〜10分でiv
備考：Hypovolemic shockの児(蒼白, 循環不全, 弱い脈)で使用	

炭酸水素ナトリウム(メイロン®8.4%, 20 mL/A)	
作り方	蒸留水で2倍液とする
使い方	2〜4 mL/kgを1 mL/kg/分以上かけてslow iv

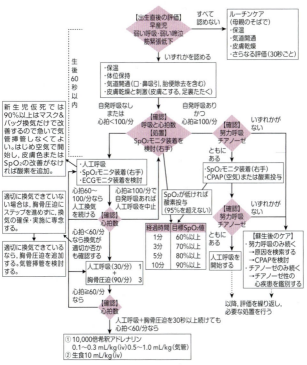

図B-5 蘇生の流れ(細野[1]より引用改変)

B-6 アプガースコア

アプガースコアをつけるのも分娩に立ち会った小児科医の役目である。1分値は出生時の状態を，5分値・10分値は児の神経学的予後を示唆する。アプガースコア5分値＜2点の児では46.7%が「死亡」や「植物状態」だったが，3点以上だと「死亡」，「植物状態」が19%と少なく，「正常」，「軽度障害」が61.2%であった[3]。さらにアプガースコア10分値が0～2点の児のうち78%が，「死亡」または「中等度～重度障害」であった[4]。

中等症以上のHIEに対しては低体温療法が推奨されている[1]（☞〇-4）。

表B-4　アプガースコア

スコア		0	1	2
A	皮膚色	全身蒼白またはチアノーゼ	躯幹ピンク四肢チアノーゼ	全身ピンク
P	心拍数	ない	100/分以下	100/分以上
G	反射	反応ない	顔をしかめる	泣く咳嗽・嘔吐反射
A	筋緊張	だらんとしている	いくらか四肢を曲げる	四肢を活発に動かす
R	呼吸	ない	弱い泣き声不規則な浅い呼吸	強く泣く規則的な呼吸

APGARは，Appearance（外観：皮膚色），Pulse（心拍数），Grimace（しかめつら：反射），Activity（活動性：筋緊張・運動），Respiration（呼吸）の頭文字と覚えよう。

B-7 早期皮膚接触

児の全身状態が安定していれば，安全性を確保しながら母との皮膚接触を実施する（早産児でも可能）。愛着形成や母子関係確立，母乳育児率の増加，常在菌定着などによい[5]。

B-8 搬送

温まっている搬送用保育器に入れ，搬送する。温めたタオルや保温ドレープなどで包み，熱喪失を防ぐ。

搬送中の呼吸障害の出現や増悪，抜管にも注意する。マスクやバッグ，再挿管の準備をしておく。SpO_2は90～95%を保つ。90%以下なら酸素を投与する[6]。

文献

1) 細野茂春(監修)：日本版救急蘇生ガイドライン2015に基づく新生児蘇生法テキスト，3版，メジカルビュー社，2016
2) Dawson JA, Kamlin CO, Vento M, et al：Defining the reference range for oxygen saturation for infants after birth. Pediatrics125：e1340-7, 2010
3) 常石秀市，大野 勉：新生児低酸素性虚血性脳症全国調査―脳低温療法の適応症例選択基準の確立に向けて．日周産期・新生児会誌42：596-603，2006
4) Laptook AR, Shankaran S, Ambalavanan N, et al：Outcome of term infants using Apgar scores at 10 minutes following hypoxic-ischemic encephalopathy. Pediatrics124：1619-26, 2009
5) カンガルーケア・ガイドラインワーキング・グループ：根拠と総意に基づくカンガルーケア・ガイドライン完全版，メディカ出版，2009
6) 亀山順治：酸素投与．Neona Care14(増刊)：86-9，2001

C. 生直後～生後3時間

この時間帯のポイント

- 低体温，呼吸障害，低血圧の治療を最優先させる。
- 未熟児（＜34週）や人工呼吸管理中の児では頭蓋内うっ血予防のため頭部挙上位とする[1]。
- 足底血で血糖，血液ガス分析，CRP，ビリルビンを調べる。これらはベッドサイドで測定する。
- 胃管入れ，胃液検査を行う。
- ルート確保時に採血，検査（白血球数と分画，赤血球数，Hb，Ht，血小板数，TP，Alb，AST，ALT，BUN，Cr，CK，LDH，Ca，Na，K，Cl，血液型，IgG，IgA，IgM，感染を疑ったら血液培養），輸液開始。ビタミンKも投与。感染があれば抗菌薬も投与。
- 胸腹部X線写真，脳エコー検査を行う。
- 身長，体重，頭囲，胸囲を測定する。Light-for-date児であれば低血糖症に注意し，小頭囲であれば精神運動発達遅滞のリスクがある[2]。

C-1 体温管理

1）温度

体温を 36 ～ 37℃前後に保つ。低体温ならダブルウォールの保育器を使用し，児をラップで包み，プラスチックフードをかぶせるなどの方法をとる。処置も最小限にとどめる。低体温は肺血管の収縮を招き，低酸素症，アシドーシスの増悪をみる[3]。

2）湿度

加湿は温度を保つには有用である（超低出生体重児では90％前後）。保育器内を高湿度にすることで，皮膚の成熟を抑え，真菌感染のリスクもあるので，生後48時間で徐々に下げてよい（50 ～ 60％を目安に）[4]。

C-2 呼吸管理（☞D-1）

呼吸状態の異常（無呼吸，多呼吸，陥没呼吸，呻吟，鼻翼呼吸，チアノーゼなど）を見逃さず，必要な管理を行う。　酸素分圧は，成熟児で60 ～ 80 mmHg，早産児で50 ～ 70 mmHgを目標にする（SpO_2は早産児で90 ～ 95％前後に保つ。95％以上は避けたい[5]）。二酸化炭素分圧は，35 ～ 45 mmHgで管理するのが望

ましい[6,7]。

呼吸状態に応じて酸素投与を行うが，50％以上の酸素が長時間に必要であれば人工換気療法も考慮する。

1）人工換気療法

〈加温加湿高流量経鼻酸素カニューレ（HHHFNC：heated humidified high-flow nasal cannulae）〉

高流量のため鼻咽頭腔から二酸化炭素を洗い流す。リークはあるものの軽度のPEEPもかかる。装着するプロングは鼻に密着せず，児にとって快適である。皮膚損傷のリスクが低く，ケアもしやすい。欠点として，プロング外れに対してアラームがなく，圧のモニタリングができない[8]。

表C-1　加温加湿高流量経鼻酸素カニューレ（HHHFNC）の設定

流量	4〜6（L/分：最大3 L/kg，上限8 L/分）
FiO$_2$	ターゲットSpO$_2$を保てるレベルに設定

〈非侵襲的陽圧換気（NPPV：non-invasive positive pressure ventilation）〉

自発呼吸が十分なら，経鼻持続気道陽圧の適応である。①CPAP，②DPAP，③SiPAP，④BIPAPなどがある。

表C-2　非侵襲的陽圧換気（NPPV）の特徴

換気モード	特徴
① CPAP	流量：4〜5（L/分） 圧：4〜6（cmH$_2$O）
② DPAP	コアンダ効果により呼気時には流れる方向が変化し，呼気を妨げない。呼吸仕事量が軽減する。
③ SiPAP	DPAPにSigh（深呼吸2〜3 cmH$_2$O）を上乗せし，2つの異なる圧（CPAP lowとCPAP high）をかける。肺虚脱を防ぎ，呼吸仕事量を減らす。
④ BIPAP	高圧相と低圧相の2つの圧を設定できる（高圧相が吸気圧，低圧相がPEEP）。圧較差によって吸気の際に少し空気を送る。

RDSでもINSURE（intubation-surfactant-extubation）療法でサーファクタント補充を行うことができる[9,10]（☞C-3）。

人工換気を要した際もCPAPで早期抜管を試みる。

〈間欠的強制換気（IMV：intermittent mandatory ventilation）〉

自発呼吸が弱い，呼吸障害の症状が強いなどはIMVの適応である。

◆PIP

肺胞の過伸展からの肺損傷を避ける。胸郭が動くのに必要最低限の圧を設定する。

換気量が測定できる場合は5～6 mL/kgに設定する[11]。

◆PEEP

新生児が生理的に保っている2～3 cmH_2O以下に下げることは通常ない。PEEPを上げると比較的安全に肺容量の増加をもたらしPaO_2を改善させるが，高いPEEPは静脈還流量を低下させる。

◆吸気時間（Ti）

Tiを長くし，I：E比を大きくすればMAPが上昇し，酸素化が改善するが，長すぎると容量損傷やエアリークのリスクを増やし，静脈還流量の減少を引き起こす。

表C-3　間欠的強制換気（IMV）の設定[12]

換気回数	40～60（分）
PEEP	3～5（cmH_2O）
PIP	15～18（cmH_2O）
吸気時間	0.3～0.6（秒） RDS：長め（0.4～0.6秒） MAS：短め（0.3～0.4秒）

〈患者同調性換気（PTV：patient triggered ventilation）〉

児の自発呼吸に同期させ，呼吸仕事量の軽減，ファイティングの軽減，過剰な換気による肺障害の予防などが期待できる。①SIMV（synchronized IMV），②A/C（assist/control ventilation），③PSV（圧支持換気pressure support ventilation），④VTV（容量標的換気volume-targeted ventilation）などがある。VTVはSIMVやA/C，PSVに組み合わせて使うこともできる。

自発呼吸が弱い児，無呼吸の児には，PTVは適応になりにくい。また，水滴や分泌物，体動，チューブリークなどでの誤認にも注意する。

表C-4　患者同調性換気（PTV）の特徴

換気モード	特徴
① SIMV	同調：児の吸気のタイミング（設定回数内） 吸気時間は呼吸器で設定された一定の時間
② A/C	同調：児のすべての吸気のタイミング 吸気時間は呼吸器で設定された一定の時間 自発呼吸が安定した児で使うが多呼吸では過換気になる
③ PSV	同調：児のすべての吸気のタイミングで圧付加を開始し，呼気のタイミングで圧付加を終了する （児の呼気が始まると吸気時間は終了する）
④ VTV	1回換気量をモニタリングし，設定された1回換気量になるようにPIPを制御・調節する

〈高頻度振動換気（HFO：high frequency oscillation）〉

　肺や胸郭のコンプライアンスが低下しPIPを高くしなければ換気できないとき，長期の人工呼吸管理が予測され肺を守りたいときなどで使用する。エアリーク症例では空気漏出の増大を防ぐ効果も期待できる。

◆MAP

　それまでの換気のMAPより2～3 cmH$_2$O高く設定する（high MAP strategy）。酸素分圧や飽和度が調整できる。

　高いMAPは静脈還流に影響するので低血圧や頭蓋内うっ血などに注意する。頭部挙上位がよい。

　胸部X線で右横隔膜頂部が第9肋間近傍になるように調整する。水平化した横隔膜は過剰なMAPである。

◆SI（sustained inflation）

　HFO中に吸引などで酸素化が悪くなったらSIで虚脱した肺を膨らませる。HFOをかけながら約15秒間MAPを5～10 cmH$_2$O高くする（pulsatile SI）。

◆SV（stroke volume）

　振幅圧（amplitude）や胸壁の振動具合を参考に調整する。急に振動が減弱した場合は，気道の狭窄や閉塞を疑う。二酸化炭素分圧を調節できる。

◆振動回数（frequency）

　ピストン式の場合，通常は15 Hzに設定する。

表C-5　高頻度振動換気（HFO）の設定（体重2 kgの症例）

Frequency	15 Hz
MAP	10～15 cmH$_2$O
SV	10 mL

2）鎮静・鎮痛

ファイティングや循環動態安定のため，人工呼吸管理中の満期産児の87％，早産児の57％が鎮静されている。鎮静薬や鎮痛薬，筋弛緩薬などが使われている[13,14]。

表C-6　鎮静・鎮痛・筋弛緩薬

塩酸モルヒネ（10 mg/1 mL/A）		
作り方		0.1 mL＋生食9.9 mL＝モルヒネ0.1 mg/mLとする
使い方	鎮静	0.05～0.1 mg/kg＝0.5～1.0 mL/kg，iv
	鎮痛	0.01～0.03 mg/kg/時間→0.1～0.3 mL/kg/時間，div
備考：鎮痛作用・血管拡張作用・消化管への抑止作用あり。		
フェンタニル（0.1 mg/2 mL）		
作り方		0.2 mL＋生食9.8 mL＝フェンタニル1 μg/mLとする
使い方	鎮痛	0.5～3.0 μg/kg→0.5～3.0 mL/kg，3～5分でiv
		0.5～2.0 μg/kg/時間→0.5～2.0 mL/kg/時間，div
備考：安全域と有効域が広い。血管拡張作用・即効性あり，作用時間短い。		
ミダゾラム（ドルミカム®：10 mg/2 mL/A）		
作り方		1 mL＋生食49 mL＝ミダゾラム0.1 mg/mLとする
使い方	鎮静（<32週）	0.03～0.1 mg/kg/時間→0.3～1.0 mL/kg/時間，div
	鎮静（≧32週）	0.06～0.2 mg/kg/時間→0.6～2.0 mL/kg/時間，div
注意：急速静脈内投与はしない。ミオクローヌス様の動きがある。即効性・蓄積性あり。		
フェノバルビタール（ノーベルバール®，250 mg/1 V）		
作り方		1 Vを注射用水か生食5 mLで溶解し50 mg/mLとする
使い方		20 mg/kg＝0.4 mL/kgを5～10分でiv
		継続が必要なら2.5～5 mg/kg＝0.05～0.1 mL/kgを1日1回iv
備考：即効性に乏しい，蓄積性あり，長時間の鎮静に有効。		
ベクロニウム（マスキュラックス：4 mg/V，10 mg/V）		
作り方		注射用蒸留水で溶解し，ベクロニウム0.1 mg/mLとする
使い方	筋弛緩	0.1 mg/kg＝1.0 mL/kg，iv
		0.05～0.2 mg/kg/時間→0.5～2.0 mL/kg/時間，div
備考：効果発現は2～3分，持続時間は30分。		
トリクロホスナトリウム（トリクロリール®シロップ）		
使い方		20～80 mg/kg＝0.2～0.8 mL/kgを内服する

3）抜管（⤷D-1）

　クリニカルメモ……………………………………………………
　加温加湿器は気道温度プローブを40℃，チャンバー出口を37℃と設定する（40−3℃設定）。保育器内温が33～35℃以下なら温度プローブは器内に入れないとYピース内で結露する[15]。

C-3 呼吸窮迫症候群（RDS）

RDSは在胎23〜25週の児の約3/4，26〜28週の児の約1/2，29〜31週の児の約1/3に発症する[16]（人工換気を必要としない軽症RDS例もある）。

1）診断

生後4時間までに，呻吟，陥没呼吸，鼻翼呼吸などの呼吸障害が進行する（一過性多呼吸は進行しないことが多い）。

胸部X線写真では，網状顆粒状陰影，すりガラス様陰影，気管支透亮像（air bronchogram）などを呈し，重症度の分類（Bomsel）[17]がある。ほかの呼吸障害との鑑別困難例もある。

羊水や胃液を検体としたマイクロバブルテストもRDSの診断に有用である（☞P-1）。

表C-7　RDSのBomsel分類[17]

分類	網状顆粒状陰影	肺野の透亮性	中央陰影の輪郭	air bronchogram
I	わずかに	正常	鮮明	なしor中央陰影の範囲内
II	全肺野に明らかに	軽度低下	鮮明	中央陰影の範囲越えて
III	全肺野に強度に	強度低下	不鮮明	全肺野
IV	全肺野すりガラス状	消失		全肺野

2）治療

〈人工肺サーファクタント補充療法〉[18〜21]

人工肺サーファクタント製剤（サーファクテン®）を使用する。サーファクテン®の投与方法には種々のバリエーションがある。ここに示すのは1例である。出生体重が1,000 g未満の児では1 V，1,000〜1,500 gの児では1.5 V，1,500〜2,000 gの児では2 Vの投与が勧められる[20]。

表C-8　体重別のサーファクテン®使用量

体重	< 1,000 g	1,000〜1,500 g	1,500〜2,000 g
量	1 V	1.5 V	2 V

【溶解方法】
①サーファクテン®の瓶の底を手の平や机でたたいてケーキを砕き，小塊状〜粉状にする。
②泡立てないように温生食を，サーファクテン®の小塊を狙って注入し，次に瓶の壁に沿って注入する。
③26 G注射針または専用採液針で注射器に吸引する。

【投与方法】*
①投与前に気管内吸引を行う。
②3 Frの栄養チューブを注射器につけ，栄養チューブを気管チューブに挿入し（栄養チューブの先が気管チューブ先端より約5 mm出る深さ），気管内にサーファクテン®を注入する。
③注入は正面，頭部挙上で左右，臀部挙上で左右，の5分割で投与する**。注入後に酸素化が得られてから次の体位に変換する。
④注入時の用手換気方法[21]は
　　換気回数：60回/分，吸気/呼気比＝1：1
　　換気圧　：注入前のPIP＋5 cmH$_2$Oの圧胸郭が十分にあがる圧で，マノメーターを使用する。
　　酸素濃度：注入前と同濃度で開始し，過酸素血症にならないように注意しながら，随時下げていく。
⑤投与後は1時間経過すれば気管内吸引をしても補充したサーファクテン®が吸引されることはない[21]。

〈呼吸管理〉（⤷C-2）
　安定したら早期抜管，nasal CPAPなどが勧められる。
　自発呼吸が十分に認められる児ではサーファクタント注入時のみ気管挿管し，その前後はnasal CPAPで管理する方法も試みられている（INSURE：intubation-surfactant-extubation）[9,10]。

◆PIP
　酸素化が得られるのに必要最小圧に設定する。
　サーファクテン®補充後にはコンプライアンスがよくなる。胸郭の動きが大きくなりすぎないように圧を下げる。

◆PEEP
　PEEPは高め（4〜5 cmH$_2$O）に設定する。サーファクテン®補充後に急に下げると肺の虚脱を招くので，3〜6時間は下げないほうが無難である。

◆吸気時間
　長め（0.4〜0.6秒）に設定する。

◆酸素濃度

有効例では酸素濃度をどんどん下げられる(過酸素血症にならないようにする)。

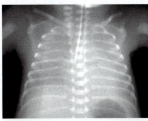

図C-1　RDS治療前
全肺野に網状顆粒状陰影があり，中央陰影の輪郭は不鮮明(RDS Ⅲ)。

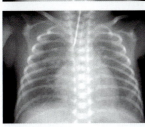

図C-2　RDS治療後
サーファクテン®投与1.5時間後で，全肺野は明るくなった。

〈抗菌薬〉(☞N-4)

肺炎と鑑別困難な例があり，感染が否定されるまで抗菌薬を投与する。

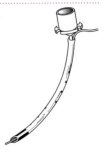

> **クリニカルメモ**
> * われわれは気管チューブとコネクター部を外し，栄養チューブの先端が気管チューブ先端から約5 mm出る深さに挿入してから再びコネクター部をやや緩めに装着する。この状態なら，サーファクテン®注入中にも用手換気が途切れずに済む。侵襲が少なく，児の安定も得やすい。そして人手も少なくて済む。さらには注入時前後にのみ用手換気を施行し，体位変換時などには人工呼吸器に装着したままで済ます例もある。
> ** 超低出生体重児では児をあまり動かしたくないので，正面，左右側面の3分割で投与する場合もある。

C-4 胎便吸引症候群（MAS）

羊水混濁，新生児仮死が基礎にある（胎便による羊水混濁は8〜20%にあり，MASは0.1〜3%にある[22]。胎便で汚染された濃い混濁羊水で起こりやすい）。気胸・気縦隔などエアリークを起こしやすい（⇒C-6）。酸素投与や人工換気療法でも低酸素血症が持続する場合は，新生児遷延性肺高血圧症の合併を考える（⇒C-10）。

1) 診断

羊水混濁がある，臍帯や児の皮膚や爪などが黄染している，気管内から胎便の吸引がある，などから診断する。

胸部X線写真では，無気肺と気腫像の混在，索状・斑状影，エアリークなどがある。

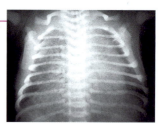

図C-3 MAS
アプガースコア3点/1分で出生した新生児で，羊水混濁があった。
索状・斑陰影を肺野全体に認める。エアリークはない。

2) 治療

〈出生時処置〉

出生直後に強い啼泣がない児では，皮膚刺激の前に気道開通（胎便除去を含む）として口・鼻腔吸引を行いたい。

初期処置後に活気のない児（自発呼吸がない・乏しい，喘ぎ呼吸，筋緊張低下，心拍数<100/分など）では，喉頭鏡を使って下咽頭〜喉頭部の胎便の吸引や，気管挿管をして気管内の胎便の吸引も考慮される（術者が気管挿管に熟達していれば）。状態が改善されれば気管チューブを抜管するが，通常はそのまま呼吸管理に入る。

娩出後に元気に泣いている児では気管内吸引はしない。予後を改善させず合併症もある。口・鼻腔吸引だけでよい。

〈呼吸管理〉(⇨C-2)

　胎便によるエアトラップやエアリーク(⇨C-6)を防ぐため，PEEPやPIP，呼吸時間の設定に注意する。

　エアリーク合併時やIMVで改善がみられない場合にはHFOを使用する。振動での胎便排泄もある。

　ファイティングが強い場合は鎮静薬や筋弛緩薬なども使用する(⇨C-2)。

◆PIP

　酸素化が得られるのに必要最小圧に設定する。

◆PEEP

　低め(1 〜 3 cmH_2O)に設定する。

◆吸気時間

　短め(0.3 〜 0.4秒)に設定する。

〈気管内洗浄療法〉

　呼吸障害が強い例では温生食で気管内洗浄を行う。重症例にはサーファクテン®による気管内洗浄(1 Vを20 mLの生食で溶解，RDS時の5倍の薄さ)，気管内洗浄後にサーファクテン®投与も試みられている[23](保険適用はない)。

〈抗菌薬〉(⇨N-4)

　胎便吸引症候群と細菌性肺炎との鑑別は臨床的に難しいこと，胎便による化学性肺臓炎に細菌感染が合併しやすいことから，抗菌薬を使用する。その後は培養の結果などから方針を変更したい。

クリニカルメモ
胎便で羊水混濁が強い場合，児頭娩出時点での口・鼻腔の吸引によるMASの予防や軽減への効果は確かではない[24]。ガイドラインでも推奨されていない[25]。

C-5 肺炎

　母体の感染症状は児の肺炎発症のリスクであるが，それがなくても発症する。肺炎はX線写真でRDSと鑑別困難な場合もあり，疑ったら抗菌薬を投与する(⇨N-4)。

　肺炎は新生児遷延性肺高血圧症の基礎疾患でもある。また敗血症や髄膜炎でも呼吸障害は主症状である。

C-6 気胸(エアリーク)

気胸は全出生児の1〜2%にみられ，0.05〜0.07％が症候性である[26]。MASや肺低形成，ファイティング，不適切なバギングなどはエアリークの危険がある。急激な呼吸障害の進行では緊張性気胸を疑う。X線写真が確定診断となるが，呼吸音が弱い，心拍の最強点の位置のずれ，肝臓が大きく触れる，などの所見や透光試験でもわかる。

1) 治療
〈呼吸管理〉

非緊張性気胸なら酸素化が得られる程度に酸素を投与するだけでよい。リークした空気の吸収を早めるために100%酸素吸入(nitrogen washout法)もあるが，未熟児ではCLDやROPのリスクのため禁忌である[26]。

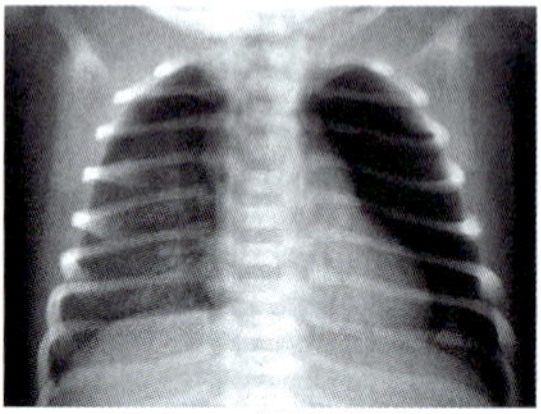

人工呼吸器の圧設定は低く，吸気時間は短くする。HFOは有効である(⇒C-2)。

緊張性気胸なら穿刺脱気しなければならない。

図C-4 非緊張性気胸
非緊張性気胸であり，酸素投与のみで軽快した。

【穿刺脱気の方法】
① 胸腔穿刺の部位は，鎖骨中線で第2肋間か，前腋窩線で第3または第4肋間とする。
② 18〜24 Gの静脈カニューレ針を使用し，チューブ先端を胸郭前方に向ける。
③ 10 cmH₂Oの陰圧で持続吸引する。

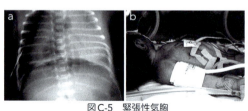

図C-5 緊張性気胸

a：気腹も伴う緊張性気胸である。持続的な脱気を要した。
b：24時間排気がなく，クランプしてさらに24時間の観察後に抜管した。

C-7 Dry lung syndrome

長期の羊水漏出（4日以上）で，出生後に換気に高い吸気圧を要するが，生後24〜36時間で急激に呼吸状態の改善を呈する状態である。破水による長期羊水過少で胎児呼吸様運動が制限された，機能的肺低形成と考えられる。

1）治療

〈呼吸管理〉

生後24〜36時間は高い換気圧のためエアリークに注意する。それを避けるためにHFOの使用も勧められる。肺高血圧も多い[27]。

破水時期が24週未満の児では呼吸障害が重症で，長期の人工換気やNO吸入療法が必要であった[27]。破水期間や羊水量，そして破水時期も出生後の呼吸状態に影響を与える因子である[27]。

C-8 奇形

横隔膜ヘルニア，肺低形成症，congenital cystic adenomatoid malformation of the lung (CCAM)，肺分画症などの呼吸器系の奇形は呼吸障害をきたす。ほかには後鼻腔閉鎖，小顎症，巨舌症，喉頭気管軟化症，声帯麻痺，先天性心疾患などでも呼吸障害が初発症状の場合もある。

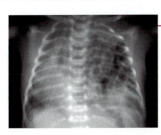

図C-6　左横隔膜ヘルニア
左胸腔に腸管ガス像が認められる。
胎内診断されており，待機手術後に軽快，退院した。

C-9 新生児一過性多呼吸（TTN）

以上でなければ新生児一過性多呼吸を考える。帝王切開術，男児，巨大児，骨盤位，遷延分娩，新生児仮死，多血症児などに多い。肺リンパ系からの肺液吸収遅延が病態である（このためwet lungとも称される）。

1）診断

X線写真は肺門部陰影増強，末梢部含気低下，葉間腔の液貯留などを示す。軽度RDSと鑑別が難しい例では，マイクロバブルテストや呼吸障害の増悪・軽快状況などから総合的に判断する。

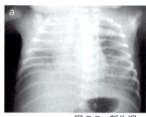 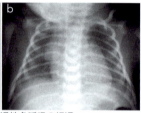

図C-7　新生児一過性多呼吸の経過

a：35週，帝王切開で出生。呼吸障害あり，X線で細顆粒状・索状陰影あり。
b：酸素30％投与，DOA，利尿薬投与で，2日後には軽快した。

2）治療

〈呼吸管理〉

呼吸障害は軽度で進行しない。酸素投与だけでよい（まれに人工換気を要する）。

〈循環管理〉

輸液量は制限する（50〜60 mL/kg/日）。必要なら以下の薬剤を投与する。

◆カテコールアミン（ C-14）

循環動態を安定させ腎血流を増やし利尿を得るため，ドパミンを3〜5μg/kg/分で使用する。

◆利尿薬

肺浮腫が強ければフロセミド（ラシックス®）を1〜2 mg/kg，1〜2回ivする（定期的使用の必要はない）。

C-10 新生児遷延性肺高血圧症[28～30]

　呼吸障害などで肺高血圧となる，心不全などで低血圧となって相対的な肺高血圧となるなどで，動脈管や卵円孔を介して右左短絡を生じ，低酸素血症を引き起こす。

　肺血流が減少するために左房への灌流も減少し，左室心拍出量が低下するなどして体循環にも影響し，循環不全をより深刻にする。肺血管抵抗は情動の変化などの影響を受け，flip-flop現象とよばれる急激なチアノーゼ発作や血圧の低下を引き起こす。

　原因疾患として，①呼吸障害（RDS，TTN，MASなど），肺低形成，横隔膜ヘルニアなど，②新生児仮死，大量失血，敗血症，副腎不全，未熟性に伴う心不全などがある。在胎24週以下の児では誘因なく生じることがある。生後数時間の発症が多いが生後数日まで起こりうる。

1）診断

〈エコー検査〉

　心疾患や心外シャントを除外し，動脈管や卵円孔での右左短絡を証明する。心室中隔扁平，肺動脈血流減少，三尖弁逆流などの所見も肺高血圧の存在を知る参考となる。

　心外シャントでは頭部の聴診（ガレン大静脈瘤など脳動静脈奇形による雑音）も有用である。

〈サチュレーション・酸素分圧〉

　低酸素血症，呼吸障害が持続する場合には積極的に上下肢のSpO_2を測定する。動脈管を介する右左短絡では，上半身（pre-ductal）に比べ下半身（post-ductal）の酸素分圧やSpO_2が低い。

2）治療

　肺血管抵抗にかかわる病態などを意識して全身管理を行う。

表C-9　肺高血圧症にかかわる病態

肺高血圧症を増悪するもの	肺高血圧症を軽快するもの
・刺激，不快感 ・高二酸化炭素血症 ・アシドーシス ・肺虚脱，過度な肺過膨張 ・低血圧 ・貧血 ・低体温	・安静 ・低二酸化炭素血症 ・アルカローシス ・高濃度酸素

〈一般的管理〉

Minimal handlingを基本にする。鎮静薬を使用し安静を保つ。場合によっては筋弛緩薬も使用する。

刺激となるので体重測定や清拭も行わない。吸引は刺激となるだけではなく肺虚脱の誘因にもなるため，必要最低限とする。動脈ライン（バイタルチェック，採血による刺激を避ける），中心静脈ライン（カテコールアミン投与のためやルート確保の頻度を下げるため）を確保する。鎮静による尿閉から尿カテーテルが必要となる場合が多い。

〈循環管理〉

体血圧の維持に努める。とくに血管拡張薬を使う際には低血圧に注意する。多めの輸液やvolume expanderを要する。併せてアルカリ化を行う（⟳C-12）。

◆生理食塩液

10〜20 mL/kgを30〜60分でdiv，状態により繰り返す。

◆アルブミン

5%アルブミン5 mL/kgを30〜60分でdiv，状態により繰り返す（必要最小使用にとどめ，感染症を回避する）。

〈呼吸管理〉（⟳C-2）

十分な酸素投与とmild hyperventilation（$PaCO_2$=35〜40 mmHg）によるアルカリ化で改善を図る。全身循環管理を整えることでも酸素濃度や呼吸器の設定を下げられる。

酸素毒性に留意する。とくに早産児ではpre-ductalのPaO_2が90〜100 mmHg以上にならないようにする。

肺胞気動脈血酸素分圧較差（$A-aDO_2$）やoxygenation index（OI）などから酸素化や換気効率の経時的な変化を評価し，治療の効果判定や方針決定に活かす。

肺胞の拡張は肺血管を拡張させ血管抵抗を下げる。適度な肺容量を保つことが重要で，PEEPやMAPを調節する。一方で過度の肺過膨張が肺血管を圧迫し肺血管抵抗が上昇する場合があるので，呼吸器設定に注意する。また，肺コンプライアンスが低い場合にはauto PEEPとならないように注意する。

鎮静で呼吸苦をとるだけで呼吸循環動態が安定することもある（換気改善やflip-flop現象の消退など）。一方で自発呼吸で何とか状態を維持している場合では，投薬による呼吸抑制が呼吸状態を悪化させることもある。とくに筋弛緩薬の投与は慎重にしなくてはいけない。

〈薬物療法〉

◆ドブタミン（⇨C-14）

　強心作用だけでなく楔入圧を下げる効果もある。2.5〜10 μg/ kg/分で使用する〔ドパミン大量投与（＞10 μg/kg/分）は肺血管抵抗を高めるので避ける〕。

◆ニトログリセリン（ミリスロール®）（⇨C-14）

　細胞内でNOとなり作用する。血圧低下に注意する。0.5 μg/ kg/分から開始し3.0 μg/kg/分まで増量する。

◆ミルリノン（ミルリーラ®）（⇨C-14）

　PDE-Ⅲ阻害薬として，肺血管抵抗を下げるとともに強心作用がある。0.25〜0.75 μg/kg/分で使用する。

◆鎮静薬・筋弛緩薬（⇨C-2）

〈NO吸入療法〉

　この治療が第一選択である。選択的に肺血管に作用し，肺血管抵抗を下げる。

　20 ppmで開始する（20 ppm以上は効果に差がなく副作用のリスクも高くなるとされるが，容量依存性を認める症例もある）。速やかに効果が認められることが多く，1時間以内には効果判定ができる。

　体血圧への影響は少ないとされるが，NO吸入療法開始後，循環動態の変化から体血圧が下がり，容量負荷が必要になることがある。

　FiO_2が0.6から0.4程度まで下がったら，NOの漸減を開始する。漸減幅は状態によって調節する。10〜15分間で変化がないことを確認する。とくに漸減開始当初と終了直前は慎重に進める。SpO_2だけでなく，適宜心エコーを行う。

表C-10　NO濃度の下げ方

ステップ1	20 ppmから18 ppmまで下げる。
ステップ2	15 ppmまで下げる。
ステップ3	5 ppmまで5 ppmずつ，数時間の間隔で下げる。
ステップ4	5 ppmからは1〜2 ppmずつ下げ，0 ppmにする。

　副作用にメトヘモグロビン血症があり，Met-Hbを定期的にチェックし，2.5％以上にならないようにする。

C-11 輸液 (☞G-1, H-1, I-1, J-1)

1) 輸液ルート

基本的には末梢静脈路から投与する。12.5%以上の糖濃度の輸液やグルコン酸カルシウム，カテコールアミンなどの薬剤を投与する場合は中心静脈(PIカテーテルや臍静脈カテーテル)を選択する(下大静脈への高浸透圧液の急速静注は避けたい。卵円孔から左心系，そして頭蓋へ高浸透圧液が流れ，IVHの危険があるため)。

2) 輸液量

60～80 mL/kg/日(=2.5～3.3 mL/kg/時間)で開始する。Light-for-date児では増量し(80～100 mL/kg/日=3.3～4.2 mL/kg/時間)，逆に呼吸障害や新生児仮死の児では絞り気味にする(40～60 mL/kg/日=1.7～2.5 mL/kg/時間)。生理的体重減少のある生後数日～1週間程度は出生体重を基準に輸液量を計算する。

3) 輸液内容

◆グルコース

通常は10%グルコースで血糖は維持できることが多い。出生体重<1,000 gの児では5～7.5%で開始する。

◆カルシウム

出生体重<1,000 g，高K血症や循環障害のリスク児ではグルコン酸カルシウム(カルチコール®)を投与する場合も多い(3～5 mL/kg/日)。

表C-11　輸液内容(生直後～生後24時間)

グルコース液(5～10%)に，以下を加える	
出生体重<1,000 g	カルチコール®(3～5 mL/kg/日)投与
高K血症のリスク(+)	
循環障害のリスク(+)	

〈カテコールアミン〉 (☞C-14)

低出生体重児や早産児では循環動態安定のためにドパミンを3～5 μg/kg/分で使用する場合も多い。

4) ビタミンK

ビタミンK$_2$(ケイツー®N注，10 mg/2 mL/A)をivする。

表C-12　体重別のケイツー®N注使用量(iv)

体重	<1,000 g	<1,500 g	≧1,500 g
量	1 mg(0.2 mL)	1.5 mg(0.3 mL)	2 mg(0.4 mL)

C-12 アシドーシス

　静脈血，毛細血管血でアシドーシスの有無を調べる。Energy failureの危険はpH＜7.15とされ，代謝性アシドーシスBE≦－10 mEq/Lなら補正する。

1）治療

〈炭酸水素ナトリウム（メイロン®8.4％）〉

　蒸留水で2倍希釈して使用する。Caと沈澱するのでグルコン酸カルシウム（カルチコール®）とは混ぜない。

【方法】

①投与量

　投与量（mL）＝体重（kg）×BEのマイナス分×0.15〜0.20を投与する。

②投与方法

　30分でdivする。30分後にまだ代謝性アシドーシスが残っていれば，2回目を投与する（rapid correct）。さらに3回目の投与は6〜12時間divとする（slow correct）。

C-13 低血糖症（⇨D-2, I-3）

生直後に1回目の血糖値を調べる。ベッドサイドでの簡易血糖測定器の値と検査室の値との乖離を把握しておく。

1）症状

無呼吸，易刺激性，不活発，振戦，けいれんなど，症状は多彩である。逆に無症状であっても低血糖を否定できない。

表C-13　低血糖症の分類

早期一過性低血糖症	
原因	未熟児，周産期ストレスなど
治療	治療によく反応する
二次性低血糖症	
原因	仮死，低酸素血症，多血症，副腎出血，頭蓋内出血など
治療	治療によく反応する
古典的一過性低血糖症	
原因	母体妊娠高血圧症候群，light-for-date児，双胎など
治療	治療に抵抗性のことが多く，ステロイドも必要
反復性持続性重症低血糖症	
原因	先天性高インスリン血症（Beckwith-Wiedemann症候群，Sotos症候群など），先天性下垂体機能不全，先天性腺刺激ホルモン欠損，代謝異常など
診断	インスリン，コルチゾール，成長ホルモン，遊離脂肪酸，乳酸/ピルビン酸，ケトン体，重炭酸イオンなど
治療	治療に抵抗性のことが多く，ステロイドも必要

2）治療

低血糖症の診断基準は報告によって幅がある＊。われわれは安全域を考え，血糖値＞40〜50 mg/dLを保つようにしている。血糖値が安定するまで30〜60分後に再検査をする。

【けいれんなどの症状があるなら】

① 20％グルコースを緩徐にiv（2 mL/kg）

② 続けて10％グルコースをdiv〔60〜80 mL/kg/日＝2.5〜3.3 mL/kg/時間→GIR（glucose infusion rate）＝4.2〜5.6 mg/kg/分〕

【血糖値＜30 mg/dLなら】

① 10％グルコースを緩徐にiv（2 mL/kg）

② 続けて10％グルコースをdiv（60〜80 mL/kg/日＝2.5〜3.3 mL/kg/時間→GIR＝4.2〜5.6 mg/kg/分）

【血糖値が30〜50 mg/dLなら】

① 10％グルコースdiv（60〜80 mL/kg/日＝2.5〜3.3 mL/kg/時間→GIR＝4.2〜5.6 mg/kg/分）

【再検査時も血糖値＜50 mg/dLが持続するなら】

①2回目の10％グルコースを緩徐にiv（2 mL/kg）

②-a 10％グルコースを増量しdiv（100 mL/kg/日＝4.2 mL/kg/時間→GIR=6.9 mg/kg/分）

②-b 呼吸障害などでdiv増量は難しいなら糖濃度を上げる（12.5％なら80 mL/kg/日→GIR=6.9 mg/kg/分）

【再々検査時も血糖値＜50 mg/dLが持続するなら】

①3回目の10％グルコースを緩徐にiv（4 mL/kg）

②12.5～15.0％グルコースをdiv（100 mL/kg/日→GIR=8.6～10.4 mg/kg/分）

【難治なら】

①ヒドロコルチゾン（ソル・コーテフ®）を5 mg/kgでivし，その後は5 mg/kg/日を分2～4でivする。3日継続して漸減する。1～2回のivで血糖値が安定することもある。長期投与になる場合は副作用に注意する。

②先天性高インスリン血症（＞2～5 μIU/mL）では血糖管理に難渋する。またヒドロコルチゾンの使用はインスリン分泌を刺激し，病態を悪化させる可能性もあり，ジアゾキシドなどの使用も考慮する[31]。

クリニカルメモ

＊Cornblathらは「全血を検体として未熟児では≦20 mg/dL，成熟児では≦30 mg/dL（≦72時間），≦40 mg/dL（＞72時間）を低血糖」と定義したが，最近は「特定の数値から低血糖症と診断するのではなく治療介入を考える数値と見なし」[32]，次のように定めている（Hot Topics in Neonatology，2000）。

表C-14 血糖値管理の目安

any	症状なし	症状あり	未熟児，疾患をもつ新生児
＜20～25 mg/dL	＜30～35 mg/dL	＜45 mg/dL	＜45～60 mg/dL

長谷川らも新生児の低血糖確実例の診断基準を≦30 mg/dL，疑い例の診断基準を≦45 mg/dLとしている[33]。

ある程度成熟しており，体重も大きく，消化管機能も期待できる児では，divの代わりに授乳してもよい。30分～1時間後に再検査をする。安定するまで空腹時の血糖検査を続け，必要ならdivでグルコースを投与する。正期産新生児の血糖管理にはThe Academy of Breastfeeding Medicineからガイドラインを出している[34]。

C-14 循環不全

診察所見，血圧，呼吸心拍監視モニタ，心エコーなどから循環動態を把握する。早産児低血圧の治療基準として，平均血圧＜在胎週数（例えば在胎28週ならmBP＜28 mmHg），平均動脈圧＜30 mmHgなどがあるが，それに臨床所見や検査結果を加味して判断する[35〜37]＊。

表C-15　循環不全の臨床所見

病態	臨床所見
心収縮力低下	低血圧，脈が触れにくい，皮膚蒼白，四肢冷感など
循環血液量不足	低血圧，頻脈，皮膚蒼白，四肢冷感，乏尿など
循環血液量過多	低血圧，肝腫大，浮腫，呼吸障害，肺出血など

1）治療

〈カテコールアミン〉＊＊

低血圧時にはドパミン（DOA）やドブタミン（DOB），それらで治療効果が乏しいときやショック時にアドレナリン，心収縮力低下時にはDOB，徐脈時にはイソプロテレノール（ISP）が使用される。

〈血管拡張薬〉

循環血液量過多や後負荷過剰が考えられるときに使用する。輸液を制限しながら利尿薬も使用する（フロセミド1〜2 mg/kg）。

◆ニトログリセリン（ミリスロール®）

後負荷を軽減し心拍出量を増やす。仮死後や虚血性心筋障害の児で適応になる。

0.5μg/kg/分から開始し3.0μg/kg/分まで（新生児遷延性肺高血圧症では効果なければ8.0μg/kg/分まで）増量する。

◆ミルリノン（ミルリーラ®）

変力作用と血管拡張作用の両方を有する。

28週未満の早産児では0.75μg/kg/分で3時間投与してloadingを行い，0.2μg/kg/分で持続投与する方法が提唱する報告がある[38]。

〈その他の血管作動薬〉

後負荷の低下が主な原因と想定され，カテコールアミンへの反応が乏しい場合は，バソプレシン使用も考慮する[39]。

表C-16　カテコールアミンと血管拡張薬の効果

薬剤	投与量 （μg/kg/分）	体血管 抵抗	肺血管 抵抗	心収縮 性	心拍数
ドパミン	2～10	↓～↑	→～↑	↑	→～↑
	10～20	↑↑	↑↑	↑↑	↑↑
ドブタミン	2～20	↓	↓	↑↑	↑
アドレナリン	0.05～1	↑↑	↑	↑↑	↑↑
イソプロテレノール	0.02～2	↓↓	↓	↑↑	↑↑
ニトログリセリン	0.5～8	↓↓	↓	→	↑
ミルリノン	0.25～0.75	↓	↓	↑	→

表C-17　血管作動薬の使用方法

ドパミン：DOA（イノバン®，カコージン®：100 mg/5 mL/A）

作り方	0.6 mL×体重kg＋生食＝計20 mLとする
使い方	3～20 μg/kg/分（γ）→0.3～2.0 mL/時間，div

備考：DOA：DOB＝1：2～4とする。
　　　3～5 μg/kg/分（γ）の使用は腸，腎の循環に有益とされる。

ドブタミン：DOB（ドブトレックス®：100 mg/5 mL/A）

作り方	0.6 mL×体重kg＋生食＝計20 mLとする
使い方	5～20 μg/kg/分（γ）→0.5～2.0 mL/時間，div

備考：DOA：DOB＝1：2～4とする。
　　　肺血管抵抗を下げ肺血流を増やすので，PDAなどでは使用に注意する。

アドレナリン（ボスミン®：1 mg/1 mL/A）

作り方	0.6 mL×2×体重kg＋生食＝計20 mLとする
使い方	0.1～1 μg/kg/分（γ）→0.1～1.0 mL/時間，div

イソプロテレノール（プロタノールL®：0.2 mg/1 mL/A）

作り方	0.6 mL×体重kg＋生食＝計20 mLとする
使い方	0.02～0.2 μg/kg/分（γ）→0.2～2.0 mL/時間，div

備考：肺血管抵抗を下げ肺血流を増やすので，PDAなどでは使用に注意する。

ニトログリセリン（ミリスロール®：5 mg/10 mL/A）

作り方	0.6 mL×4×体重kg＋生食＝計20 mLとする
使い方	0.5～8.0 μg/kg/分（γ）→0.5～8.0 mL/時間，div

備考：非吸着性の専用点滴チューブ（ニプロ社製）を使用する。

ミルリノン（ミルリーラ®：10 mg/10 mL/A）

作り方	0.3 mL×4×体重kg＋生食＝計20 mLとする
使い方	0.75 μg/kg/分（γ）→0.7～0.8 mL/時間を3時間 div その後0.2 μg/kg/分（γ）→0.2 mL/時間，div

備考：肺血管抵抗を下げ肺血流を増やすので，PDAなどでは使用に注意する。

バソプレシン（ピトレシン®：20単位/1 mL/A）

作り方	1 mLを生食9 mLで溶いて10倍に希釈 このうち1 mL×体重kg＋生食＝計20 mLとする
使い方	0.01～0.04単位/kg/時間→0.1～0.4 mL/時間，div

〈循環血液増量薬（volume expander）〉

　循環血液量不足が考えられるときに投与する。

◆生理食塩液

　10 〜 20 mL/kgを30 〜 60分でdivする。状態によって数回の負荷を要する。超低出生体重児では急激な負荷による脳室内出血のリスクに注意する。

〈ステロイド〉

　上記治療が無効なら使用する。少量使用に努めたい。

◆ヒドロコルチゾン（ソル・コーテフ®）

　極低出生体重児（平均血圧≦25 mmHg）で生後8 〜 15時間から，1 mg/kg（stress dose）を，8時間ごと，5日間投与が有効であったとの報告がある[36]。

クリニカルメモ ……………………………………………………………

* 　最近は超低出生体重児でも，アシドーシスがなく循環が良好なら（皮膚色，心拍，利尿，capillary refillが良好なら），血圧＜在胎週数でもカテコールアミンによる治療は不要だとするpermissive hypotensionが提唱されている。無治療でも生後24時間時には血圧は上昇する[37]。もちろん循環状態が悪ければ治療に躊躇しない。

** 短期的に血圧を上げるにはドパミンが優位とされるが，長期的予後の観点ではドパミン・ドブタミンのどちらを1st lineとするかの結論はいまだ出ていない[40]。

C-15 脳エコー検査
1) 矢状断層面
〈正中矢状断層面〉

脳梁，第3脳室，第4脳室，小脳などが見える。早産児では透明中隔腔，ヴェルガ腔がよく認められる。

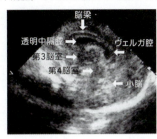

図C-8　正中矢状断層面
脳梁，第3脳室，第4脳室，透明中隔腔，小脳などが見える。

〈傍矢状断層面〉

視床，尾状核(その両者の付近に脳室上衣下胚層がある)，脳室，脈絡叢，また側脳室の三角部から体部周囲の白質も観察しやすい。脳室内の出血はこの断層面で確認しやすい。左右の面を確認する。

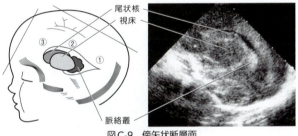

図C-9　傍矢状断層面

IVHは，脳室上衣下胚層から出血し脳室内に穿破する。この面で観察しやすい。その部位と脳室内の出血をチェックする。
PVEやPVLの好発部位は，①側脳室の三角部，②側脳室体部，③側脳室前角の周囲の白質である(⇒C-17)。

2）冠状断層面
〈側脳室前角〜体部断層面〉

尾状核頭部から体部を見る。脳室内への出血や，前角周囲の白質を観察する。早産児では透明中隔腔やヴェルガ腔が認められる。

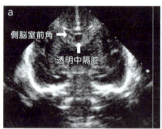
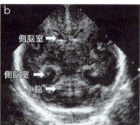

図 C-10　側脳室前角〜体部断層面

IVHは，脳室上衣下胚層から出血し脳室内に穿破する。この面でも脳室内の出血の有無が観察できる。
a：側脳室前角断層面，b：側脳室体部断層面

〈側脳室三角部断層面〉

この断層面では側脳室や脈絡叢，小脳を見る。側脳室内の出血を確認する。側脳室の三角部から体部周囲の白質も観察する。

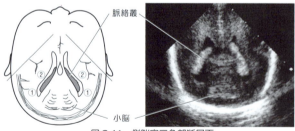

図 C-11　側脳室三角部断層面

PVEやPVLの好発部位は，①側脳室の三角部，②側脳室体部の周囲の白質である。側脳室前角の周囲の白質も観察する（ C-17）。

〈後頭葉断層面〉

この断層面では脳室は見えない。側脳室体部周囲の白質が確認できる。

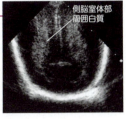

図C-12　後頭葉断層面
側脳室体部周囲の白質を観察する。

3）脳エコー検査の対象と時期*

早産児では脳室内出血、脳室拡大や水頭症、periventricular echo densities（PVE）や脳室周囲白質軟化症が発症しやすい。そのため、早産児（在胎週数＜30週）は脳エコー検査を受けるべき対象である[41,42]。

出生体重別に脳エコー検査を行うべき時期[43]やその検査の間隔や回数にも報告がある[44]。

経過中の脳エコーで異常が認められなくても退院前にはMRI検査を施行したい（→L-1）。

表C-18　出生体重別の脳エコー検査[43]

	日齢3～5	日齢10～14	日齢28	退院前
＜1,000 g	○	○	○	○
1,000～1,250 g	○		○	○
1,251～1,500 g	○			○

表C-19　在胎週数別の脳エコー検査[44]

児の状態	脳エコー検査結果	方針
在胎≧25週かつ経過中に状態悪化なし	2回の検査（間隔≧7日）で異常所見なしなら	次の検査不要
在胎＜25週または経過中に状態悪化あり	2回の検査（間隔≧7日）で異常所見なくても	退院までに検査必要

クリニカルメモ

*これらと比べて、日本のNICUではもっと早い時期に（多くは入院数時間以内に）、そして、もっと頻回に（多くは連日のように）検査を行っているだろう（それが日本の新生児医療を世界のトップレベルにした理由の1つだと思う）。

C-16 脳室内出血（☞ G-7，J-2）

　未熟児の頭蓋内出血は脳室内出血（intraventricular hemorrhage：IVH）が多く，主に脳室上衣下胚層（subependymal germinal matrix）からのうっ血から出血し，それが脳室内へ穿破する。

　その発症頻度は，早産児や低出生体重児の約20％に認められ，grade Ⅲ，Ⅳの重症例は5〜10％である[45〜47]。IVHの約50％は生後6時間以内に確認されるが，約40％は生後24時間以降であり，発症時期に2つのタイミングがあると考えられる[48]。また，IVHの34〜44％は生後1時間の脳エコー検査で確認されるため，約1/3は出生前か出生直後の出血とする研究もある[49]。

1）症状

　無呼吸，過敏，眼球運動異常，四肢運動異常，けいれんや大泉門膨隆などの症状は頭蓋内出血を疑わせる。それ以外に，貧血，ショックやDIC，頑固なアシドーシスが出血に伴う場合もある。一方で，無症状でも脳エコー検査で発見される軽症例も多い。

2）脳室内出血（IVH）の脳エコー

　未熟児のIVHの多くは，脳室上衣下胚層からの出血であり，それが脳室内へ穿破する。上衣下胚層は尾状核頭部から体部にかけて存在するので，脳エコー検査ではその部位と脳室内の出血をチェックする。出血は高輝度となる。傍矢状断層面で確認しやすい。

　出血があればそのgrade変化を連日観察する（Papileの分類[50]：本来は頭部CTでの基準であるが，脳エコー検査でも使用している）。grade Ⅲ以上では出血後水頭症の発症リスクが高く，脳室拡大もチェックする。

表C-20　Papileの分類[50]

grade Ⅰ	上衣下出血
grade Ⅱ	脳室拡大を伴わない脳室内出血
grade Ⅲ	脳室拡大を伴う脳室内出血
grade Ⅳ	脳実質内出血を伴う脳室内出血

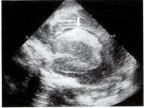
IVH grade Ⅰ
脳室内に穿破していない。

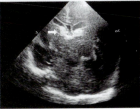
IVH grade Ⅰ
脳室内に穿破していない。

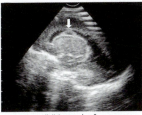
IVH grade Ⅰ
出血後に囊胞化している。

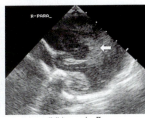
IVH grade Ⅱ
脳室内に出血はあるが脳室拡大はない。

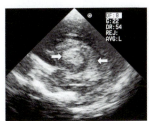
IVH grade Ⅳ
脳室内に穿破し脳室拡大も伴っている。視床出血もある。

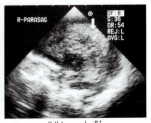
IVH grade Ⅳ
脳室内に穿破し脳室拡大も伴っている。大脳実質に出血している。

図C-13 脳室内出血(IVH)の脳エコー

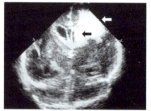
IVH grade Ⅳ
脳室内に穿破し脳室拡大も伴っている。この例では大脳実質に出血している。

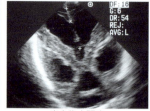
出血後水頭症
側脳室前角・後角部，第3脳室まで拡大している。

図C-13　脳室内出血(IVH)の脳エコー(つづき)

3)管理

　脳室上衣下胚層の残る34週までは頭部を挙上して頭蓋内うっ血を改善させることは勧められる[1]。

　全身管理として循環動態の安定化を図り，適切な脳血流を維持して，IVHの発症を予防するように努める。分娩前の高次医療施設への母体搬送，母体へのステロイド投与や陣痛前の帝王切開での娩出，臍帯結紮遅延(30〜60秒)はIVHの発症を減少させる[47,51〜53]。一方，RDS，気胸，PDA，敗血症などはIVHの発症を高める[47]。インドメタシン予防投与によって，IVH(Ⅲ〜Ⅳ度)は減少するが，死亡または生後18〜36か月時の重度な神経発達障害は減少しない[54]。

　残念ながら発症後の有効な治療はない。全身状態の安定，貧血に対する輸血，けいれんに対する抗けいれん薬投与などに限られる。腰椎穿刺の有効性はなく，出血後水頭症も予防できないとされる[55]。

C-17 脳室周囲白質軟化症(PVL)（⤷G-8, J-3, K-1）

　脳室内出血と一緒に脳室周囲白質軟化症(periventricular leukomalacia：PVL)のチェックもしよう。PVLは脳室周囲白質が虚血や炎症によって障害され，壊死を主体とした病変を呈するものである。在胎32週以下の早産児に多く，脳性麻痺などの神経学的後遺症の原因となる。脳室周囲白質の血管発達やグリア形成が未熟であるという発達過程の素因に，外因として脳低灌流が加わることで生じると考えられる[56]。

　在胎26週未満の児では白質の萎縮や脳室拡大を伴うびまん性の障害が起こりやすく，それ以降の児では囊胞形成を伴う局所的な障害となることが多い[57]。

1)検査

〈脳エコー〉

　胎内発症のPVLでは生後早期にすでに囊胞形成を認めるが，出生前後に受傷したPVLでは囊胞はまだなく，この時期では脳室周囲高エコー域(periventricular echo densities：PVE)の所見が重要である。脈絡叢と輝度を比較し，grade分類をする。

　PVE 3度の例は最終的に囊胞を形成し，cystic PVLとなることが多い。また囊胞を形成しないPVE 3度や2週間以上持続する持続性(prolonged)PVE 2度の例は，PVL疑診例として扱う。

　PVEやPVLの好発部位は，側脳室三角部＞側脳室体部＞側脳室前角部の順であり，とくに三角部周囲白質に多い。傍矢状断層面では側脳室の三角部から体部周囲の白質も観察しやすい。脈絡叢も見えるので輝度の比較も容易である。

表C-21　脳室周囲白質軟化症の診断基準(平成9年厚生省研究班)

PVE1度	・脳室周囲の高エコー域が脈絡叢よりも輝度が低い
PVE2度	・側脳室三角部白質に限局して脈絡叢と同等のエコー輝度を認める 2週間以上持続するものを持続性(prolonged)PVE2度とよぶ
PVE3度	・側脳室三角部白質に脈絡叢より強いエコー輝度を認める ・側脳室三角部白質を越え広範に脈絡叢と同等のエコー輝度を認める

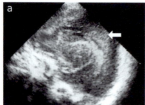 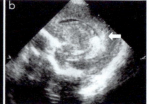

図C-14 脳室周囲白質軟化症(PVL)の脳エコー

a：PVE 1度 側脳室三角部周囲白質は脈絡叢よりもエコー輝度が低い。
b：PVE 2度 側脳室三角部周囲白質に脈絡叢と同等のエコー輝度を認める。

2)管理

　危険因子として脳血流を減少させる病態，疾患があげられる。出生前では，胎児徐脈，胎児機能不全，母体出血，絨毛膜羊膜炎[58]，胎児炎症反応症候群(fetal inflammatory response syndrome：FIRS)[59]などがあり，また単胎に比べ多胎に2〜3倍多い。出生後では，低二酸化炭素血症(PCO_2 25 mmHg以下であった時間が長いとPVLの発症が有意に多かったとされる)[6]，低血圧，ショック，PDA，無呼吸*，徐脈，新生児仮死，RDS，エアリーク，敗血症，NECなどがある。

　治療はなく，リスク予防が最優先される。

クリニカルメモ
＊無呼吸で血流障害などのためにPVLが発症するのか，PVLの症状として無呼吸が出現するのか，議論がある。

C-18 高ビリルビン血症（溶血性黄疸）（☞F-3，G-5，H-4，J-4，K-10）

Rh血液型不適合などの溶血性黄疸があると出生時から可視黄疸や貧血，浮腫・水腫が認められることがある。

1）診断

母体が間接クームス陽性，抗RhD抗体高値（≧16倍），などの場合には臍帯血でも検査を行う。臍帯血で直接クームス陽性，ビリルビン値＞4 mg/dL，Hb値＜13.5 ～ 15.0 g/dL，網状赤血球数＞40 ～ 50‰などが交換輸血の基準である[60]。

2）治療

〈交換輸血〉

【血液製剤】＊

必要量は循環血液量の約2倍である（160 ～ 200 mL/kg）。

①RhD（or E）不適合

児とABO同型でRhD（or E）（－）型の血液

②ABO不適合

合成血〔O型の赤血球にAB型の血漿（白血球の大部分を除去）を混和した血液〕

【方法】

①末梢動静脈法

末梢動脈から瀉血，末梢静脈から輸血を100 mL/kg/時間の速度で同時に行う。Isovolemicであり，勧められる。

②臍静脈法＊＊

臍静脈から1回20 mLを瀉血（2～3分），1回20 mLを輸血（2～3分）し，この瀉血と輸血のセットを繰り返す。

> **クリニカルメモ** ……………………………………………
> ＊ 入手が困難な場合には自分で混合せざるを得ない[61]。Rh不適合なら児とABO同型でRhD（or E）（－）型の赤血球液120 mL＋ABO同型のFFP 60 mLで作る。ABO不適合ならO型の赤血球液120 mL＋AB型のFFP60 mLで作る。交換輸血後に血小板濃厚液10 mL/kgを輸血する[62]。その際には高K血症，低Na血症，アシドーシスなどに注意する。
> ＊＊ 成熟児では20 mLずつを瀉輸血するが，超低出生体重児では5 mL，極低出生体重児では10 mL，低出生体重児では15 mLずつを瀉輸血する。

C-19 貧血

出生時に貧血を認める場合がある。臍帯・胎盤からの失血（早剥など），胎児母体間輸血，双胎間輸血症候群供血児，胎児新生児自身の出血（脳室内出血，帽状腱膜下出血，副腎出血など）では急性貧血になり，Rh不適合妊娠などによる溶血，先天感染（TORCH，パルボウイルスなど）では慢性貧血になる。

1）症状

〈急性貧血〉

急性貧血では，頻脈，低血圧などのショック症状，呼吸障害などを認める。急性失血直後から，数時間かけて低下することがあるため注意する。Hb値＜12 g/dLが治療の目安である。

〈慢性貧血〉

慢性貧血では，症状が乏しくとも潜在性心不全には注意する。重度だと心不全や肝脾腫，胎児水腫などが顕在化する。Hb値＜10 g/dLが治療の目安である。

2）治療

〈急性貧血〉

◆赤血球液*

10 〜 15 mL/kgを10 〜 15分で急速輸血する。目標をHb値＞12 g/dLとする。

◆生理食塩液

Volume expanderとして10〜20 mL/kgを30〜60分でdivし，循環状態も改善させる。

〈慢性貧血〉

顕在性心不全があれば，赤血球液による輸血だけでなく，瀉血も併せて行う〔部分交換輸血法がよい（⇨C-20）〕。

◆赤血球液

10 〜 15 mL/kgを1 〜 2 mL/kg/時間の速度で時間をかけて投与する。目標をHb値＞10 g/dLとする。

> クリニカルメモ
> ＊赤血球液10 mL/kgの投与でHb値が約3 g/dL上昇する。

C-20 多血

Ht≧65%なら多血と診断する。妊娠高血圧症候群などによるlight-for-date児，母体糖尿病，臍帯結紮の遅延，双胎間輸血症候群受血児などで認める。足底血ではHt値が高く出るので，静脈血か動脈血で調べる。

1) 症状

低血糖症，心不全，呼吸障害，チアノーゼ，新生児遷延性肺高血圧症，中枢神経系抑制，けいれん，乏尿などの症状がある。

2) 治療

Ht値が65〜70%では，症状がなければ輸液を多めにして経過観察でよい。70%以上では無症状でも治療を行う*。

〈部分交換輸血〉

末梢動脈や臍静脈から1回20 mLを瀉血し(2〜3分で)，同量の生食を末梢静脈から輸液する(2〜3分で)。この瀉血と輸液のセットを繰り返す**。

$$交換輸血量 = \frac{術前のHt - 55(目標値)}{術前のHt} \times 体重(kg) \times 80 \sim 100 \ mL$$

クリニカルメモ ⋯⋯⋯⋯⋯⋯⋯⋯⋯⋯⋯⋯⋯⋯⋯⋯⋯⋯⋯⋯⋯⋯⋯⋯⋯⋯⋯⋯

* Robertonは多血症の過大な診断を危惧しており，80%を超える場合，もしくは70%以上で症状があった場合のみ治療するとしている[63]。

** 成熟児では20 mLずつを瀉輸血するが，超低出生体重児では5 mL，極低出生体重児では10 mL，低出生体重児では15 mLずつを瀉輸血する。

C-21 白血球減少・白血球増多

　出生時の白血球数は，未熟児では5,000 ～ 19,000/μL，成熟児では10,000 ～ 26,000/μLが正常範囲とされる[64]。

1）診断

〈感染症〉(☞ N-3)

　感染があると白血球数は増えるが，重症では逆に減少する。

〈妊娠高血圧症候群〉

　妊娠高血圧症候群の母体から出生したlight-for-date児の約40％に好中球減少症（＜2,000/μL）を認め，とくに未熟児（＜在胎32週）では90％と多い（血小板減少も伴う）[65]。生後1週頃から改善する。

〈胎内環境〉

　顕性感染がなくても生直後の未熟児の約1％で白血球数＞30,000/μLとの報告もある[66]。母体へ投与されたステロイドや絨毛膜羊膜炎などによるサイトカインの関与が考えられている。

〈その他〉

　また啼泣後や胸部のタッピング後にも白血球数が13 ～ 46％増加する[67]。

2）治療

　好中球＜500/μLの児では治療を行う[65]。抗菌薬も投与して回復を待つ。

〈薬物療法〉

◆G-CSF（ノイトロジン®）

　G-CSFを，2μg/kg，1回/日，皮下注射する。白血球増加まで4 ～ 5日を要する。

C-22 血小板減少

血小板数の正常範囲は約11万～38万/μLとされる[64]。

1）診断

〈感染症〉

新生児TSS様発疹症（⇨H-6），重症感染症などで減少する。症状やDICの有無（⇨P-1）などから診断する。

〈妊娠高血圧症候群〉

妊娠高血圧症候群母体から出生したlight-for-date児の血小板数は生後3日前後が最低で，生後1週頃から回復することが多い[68]。

〈特発性血小板減少性紫斑病（ITP）〉

母体にITPがあれば児の血小板数をフォローする。血小板数が少なければ，抗体値（PAIgG，抗血小板抗体）を調べる。

〈同種免疫性血小板減少症（NAIT）〉

母児間の血小板型不適合による血小板減少症もある。血小板数＜10万/μLになるNAITは1/3,300とされる。母体に血小板減少はない。児の抗HPA抗体，抗HLA抗体を調べる[69]。

2）治療

〈血小板輸血〉

血小板数＜2万/μLで輸血を考慮する。血小板濃厚液10～15 mL/kgを投与すると10万/μL上昇する（2時間以内でdiv）。NAITでは頭蓋内出血などの重症出血が比較的多いので早めに輸血する。その際は抗原陰性が望ましいが，検査や入手が困難ならランダム（不適合）血小板濃厚液でも有効とされる。

〈薬物療法〉

◆免疫グロブリン

母体ITP，NAITで適用される。免疫グロブリン200～400 mg/kg/日×5日で投与する（1 g/kg/日×2日もある）。

◆プレドニゾロン（PSL）

母体ITP，NAITでは1～2 mg/kgを投与する。

C-23 胃管

　胃管留置の目的は胃内容液の採取，胃内容物や空気の吸引，羊水混濁の確認，未熟児や経口摂取が困難な児の栄養ルート，後鼻孔や食道閉鎖の診断などである（呼吸障害児では鼻呼吸を妨げないため口からの挿入もある）。

1）方法

　体重＜1,000 gなら3 Fr，それ以上なら4 Frの栄養チューブを使用する。

　剣状突起下端から外耳孔までの距離に，外耳孔から鼻孔までの距離を加えた長さを挿入する。

　挿入時は，甲介を避け，鼻腔の内側でかつ下側に沿って進めるのがコツである。胃液の吸引や空気を注入し胃部での気泡音の聴診で位置を確認する。さらにX線写真で位置を確認する。

　1週間ごとにチューブと鼻孔の左右を交換する。

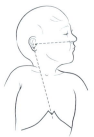

点線の距離の合計が鼻孔からの挿入長になる。
図C-15　胃管挿入長

文献

1) 戸苅 創, 服部哲夫, 大内正信, 他：脳血流と頭蓋内出血. 未熟児新生児学会会誌（第32回学会講演集）：54-66, 1988

2) 三石知左子, 原 仁, 山口規容子, 他：胎内発育障害の臨床的研究 第7報 頭部発育追跡の意義—神経学的予後の指標として. 日新生児会誌 30：234-9, 1994

3) 仁志田博司：体温調節と保温. 新生児学入門, 4版, 医学書院, 161-9, 2012

4) 秋山和範, 細野茂春, 塚田えみ子, 他：超未熟児の水電解質管理. 日未熟児新生児会誌 3：72-80, 1991

5) Askie LM, Henderson-Smart DJ, Irwig L, et al：Oxygen-saturation targets and outcomes in extremely preterm infants. N Engl J Med 349：959-67, 2003

6) Shankran S, Langer JC, Kazzi SN, et al：Cumulative index of exposure to hypocarbia and hyperoxia as risk factors for periventricular leukomalacia in low birth weight infants. Pediatrics 118：1654-9, 2006

7) Kaiser JR, Gauss CH, Pont MM, et al：Hypercapnia during the first 3 days of life is associated with severe intraventricular hemorrhage in very low birth weight infants. J Perinatol 26：279-85, 2006

8) 山田洋輔：新生児の呼吸管理法. 長 和俊（編）：ステップアップ新生児呼吸管理：Q&Aで違いが分かる・説明できる, メディカ出版, 124-5, 2017

9) Leone F, Trevisanuto D, Cavallin F, et al：Efficacy of INSURE during nasal CPAP in preterm infants with respiratory distress syndrome. Minerva Pediatr 65：187-92, 2013

10) 大曽根義輝：呼吸窮迫症候群に対する INSURE 処置. 小児内科 47：359-63, 2015

11) 渡部晋一：新生児の人工換気療法. 周産期医 46（増刊）：1036-8, 2016

12) 河井昌彦：呼吸器疾患の管理. NICU ベッドサイドの診断と治療, 改訂3版, 金芳堂, 64-71, 2012

13) 伊藤裕司：人工呼吸管理中の鎮痛・鎮静. 周産期医 39：879-85, 2009

14) 伊藤裕司：厚生労働科学研究研究費補助金「新生児・小児における鎮静薬使用のエビデンスの確立：特にミダゾラムの用法・用量, 有効性, 安全性の評価」. 平成17年度〜19年度総合研究報告書. 2008年3月

15) 山田恭聖：人工呼吸中の吸入気の適切な加温加湿. 周産期医 39：865-71, 2009

16) 宇賀直樹, 川瀬泰浩：呼吸窮迫症候群. 周産期医 31（増刊）：432-4, 2001

17) Bomsel F：Radiologic study of hyaline membrane disease：110 cases. J Radiol Electrol Med Nucl 51：259-68, 1970

18) Fujiwara T, Maeta H, Chida S, et al：Artificial surfactant therapy in hyaline-membrane disease. Lancet 1(8159)：55-9, 1980

19) 小西峯生：呼吸窮迫症候群（RDS）. 周産期医 27（増刊）：484-6, 1997

20) 嶋田泉司, 村田 淳, 星 篤樹：サーファクタント補充療法. 周産期医 27（増刊）：629-31, 1997

21) 鈴木 悟：人工肺サーファクタント補充療法. 周産期医 36（増刊）：825-7, 2006

22) 安 ひろみ，住吉好雄，鈴木敏旦，他：羊水混濁の背景と新生児へ及ぼす影響．日新生児会誌37：646-51，2001

23) Ibara S, Ikenoue T, Murata Y, et al：Management of meconium aspiration syndrome by tracheobronchial lavage and replacement of surfactant-TA. Acta Paediatr Jpn37：64-7, 1995

24) Vain NE, Szyld EG, Prudent LM, et al：Oropharyngeal and nasopharyngeal suctioning of meconium-stained neonates before delivery of their shoulders：multicentre, randomised controlled trial. Lancet364：597-602, 2004

25) 田村正徳（監訳）：AAP/AHA新生児蘇生テキストブック，医学書院，2006

26) 嶋田泉司，千田勝一：肺エアリーク．周産期医31（増刊）：441-3，2001

27) 溝上雅恵，与田仁志，石田史彦，他：Dry lung syndrome 30例における破水時期，破水期間と重症度に関する後方視的検討．日未熟児新生児会誌23：282-6，2011

28) West JB, Luks AM：West's Respiratory Physiology：The Essentials, 10th ed, Wolters Kluwer, 2016

29) Fuloria M, Aschner JL：Persistent pulmonary hypertension of the newborn. Semin Fetal Neonatal Med22：220-6, 2017

30) 高橋重裕：新生児遷延性肺高血圧症．周産期医41（増刊）：561-3，2011

31) 水本 洋，明石良子，中田昌利，他：一過性新生児高インスリン血症5例の病態と管理方針に関する考察．日小児会誌114：975-80，2010

32) Cornblath M, Ichord R：Hypoglycemia in the neonate. Semin Perinatol24：136-49, 2000

33) 長谷川奉延，田中敏章，神崎 晋，他：高インスリン血性低血糖の診断と治療ガイドライン．日小児会誌110：1472-4，2006

34) 大山牧子，瀬尾智子，井村真澄：母乳育児されている正期産新生児における血糖値のモニターと低血糖治療のためのガイドライン―The Academy of Breastfeeding Medicine．周産期医31：1109-12，2001

35) Osborn DA：Diagnosis and treatment of preterm transitional circulatory compromise. Early Hum Dev81：413-22, 2005

36) Ng PC, Lee CH, Bnur FL, et al：A double-blind, randomized, controlled study of a "stress dose" of hydrocortisone for rescue treatment of refractory hypotension in preterm infants. Pediatrics117：367-75, 2006

37) Dempsey EM, Al Hazzani F, Barrington KJ：Permissive hypotension in the extremely low birthweight infant with signs of good perfusion. Arch Dis Child Fetal Neonatal Ed94：F241-4, 2009

38) Paradisis M, Evans N, Kluckow M, et al：Pilot study of milrinone for low systemic blood flow in very preterm infants. J Pediatr148：306-13, 2006

39) Rios DR, Kaiser JR：Vasopressin versus dopamine for treatment of hypotension in extremely low birth weight infants：a randomized, blinded pilot study. J Pediatr166：850-5, 2015

40) Gupta S, Donn SM：Neonatal hypotension：dopamine or dobutamine?. Semin Fetal Neonatal Med19：54-9, 2014

41) Ment LR, Bada HS, Barnes P, et al：Practice parameter：

neuroimaging of the neonate : report of the Quality Standards Subcommittee of the American Academy of Neurology and the Practice Committee of the Child Neurology Society. Neurology58 : 1726-38, 2002

42) Harris NJ, Palacio D, Ginzel A, et al : Are routine cranial ultrasounds necessary in premature infants greater than 30 weeks gestation? Am J Perinatol24 : 17-21, 2007

43) Perlman JM, Rollins N : Surveillance protocol for the detection of intracranial abnormalities in premature neonates. Arch Pediatr Adolesc Med154 : 822-6, 2000

44) Nwafor-Anene VN, DeCristofaro JD, Baumgart S : Serial head ultrasound studies in preterm infants : how many normal studies does one infant need to exclude significant abnormalities? J Perinatol23 : 104-10, 2003

45) Batton DG, Holtrop P, DeWitte D, et al : Current gestational age-related incidence of major intraventricular hemorrhage. J Pediatr125 : 623-5, 1994

46) Thorp JA, Jones PG, Clark RH, et al : Perinatal factors associated with severe intracranial hemorrhage. Am J Obstet Gynecol185 : 859-62, 2001

47) Poryo M, Boeckh JC, Gortner L, et al : Ante-, peri-, and postnatal factors associated with intraventricular hemorrhage in very premature infants. Early Hum Dev116 : 1-8, 2018

48) Al-Abdi SY, Al-Aamri MA : A systematic review and meta-analysis of the timing of early intraventricular hemorrhage in preterm neonates : Clinical and research implications. J Clin Neonatol3 : 76-88, 2014

49) Paneth N, Pinto-Martin J, Gardiner J, et al : Incidence and timing of germinal matrix/intraventricular hemorrhage in low birth weight infants. Am J Epidemiol137 : 1167-76, 1993

50) Papile LA, Burstein J, Burstein R, et al : Incidence and evolution of subependymal and intraventricular hemorrhage : a study of infants with birth weights less than 1,500 gm. J Pediatr92 : 529-34, 1978

51) Mohamed MA, Aly H : Transport of premature infants is associated with increased risk for intraventricular haemorrhage. Arch Dis Child Fetal Neonatal Ed95 : F403-7, 2010

52) Crowley P : Prophylactic corticosteroids for preterm birth. Cochrane Database Syst Rev2 : CD000065, 2000

53) Rabe H, Diaz-Rossello JL, Duley L, et al : Effect of timing of umbilical cord clamping and other strategies to influence placental transfusion at preterm birth on maternal and infant outcomes. Cochrane Database Syst Rev8 : CD003248, 2012

54) Fowlie PW, Davis PG, McGuire W : Prophylactic intravenous indomethacin for preventing mortality and morbidity in preterm infants. Cochrane Database Syst Rev7 : CD000174, 2010

55) Whitelaw A : Repeated lumbar or ventricular punctures in newborns with intraventricular hemorrhage. Cochrane Database Syst Rev1 : CD000216, 2001

56) Pleasure D, Soulika A, Singh SK, et al : Inflammation in white matter : clinical and pathophysiological aspects. Ment Retard Dev

Disabil Res Rev12：141-6, 2006

57) Blumenthal I：Periventricular leucomalacia：a review. Eur J Pediatr163：435-42, 2004

58) Wu YW, Colford JM：Chorioamnionitis as a risk factor for cerebral palsy：A meta-analysis. JAMA284：1417-24, 2000

59) Yoon BH, Romero R, Yang SH, et al：Interleukin-6 concentrations in umbilical cord plasma are elevated in neonates with white matter lesions associated with periventricular leukomalacia. Am J Obstet Gynecol174：1433-40, 1996

60) 浮田昌彦：血液型不適合妊娠. 周産期医18(増刊)：119-25，1988

61) 小山典久，白川嘉継，白幡 聡：新生児医療施設に対する全血および合成血供給の実態と問題点. 日小児会誌109：749-52，2005

62) 白川嘉継，白幡 聡：輸血および交換輸血. 周産期医29：677-81, 1999

63) Rennie JM, Roberton NR：新生児血液学. 竹内 徹, 沢田 健, 関 和男, 他(監訳)：ロバートン新生児集中治療マニュアル, 改訂2版，メディカ出版，352-70，2003

64) Oski FA, Nathan JL：Normal blood values in newborn period-hematological problems of the newborn. Vol Ⅳ in the series. Major Problems in Clinical Pediatrics, WB Saunders, 1-31, 1982

65) 新井順一，宮園弥生，宮本泰行：母体高血圧による新生児好中球減少症の検討. 日新生児会誌 29：452-7，1993

66) Calhoun DA, Kirk JF, Christensen RD：Incidence, significance, and kinetic mechanism responsible for leukemoid reactions in patients in the neonatal intensive care unit：A prospective evaluation. J Pediatr129：403-9, 1996

67) 古川正強：血液検査 a：血算. 小川雄之亮，竹内 徹，多田 裕, 仁志田博司(編)：新生児の診療と検査, 東京医学社，263-8，1989

68) 山田俊彦，荻野 純，釼持 学，他：子宮内発育遅延児における新生児早期血小板減少症の臨床的背景の検討. 日新生児会誌39：499-503, 2003

69) 諏訪部信一：新生児の同種免疫性血小板減少症. 小児科42：763-8, 2001

D. 生後3〜6時間

この時間帯のポイント

- バイタルサインは安定しているか。
- 呼吸障害はどうか，血液ガス分析は必要ないか。
- けいれん，可視黄疸，腹満や嘔吐はないか。
- 生後数時間は血糖値の低下に注意が必要である。血糖値を再度測定する。

D-1 呼吸管理（⇨C-2）

　人工換気療法やサーファクタント補充，輸液などで，呼吸循環動態が安定すると換気状況が改善する。呼吸器からの離脱を目指して設定を下げる。呼吸状態が不安定なときは，気管チューブ内の分泌物や出血の貯留・閉塞，気管チューブの位置異常や先端の壁当たり，抜管，エアリークなどを疑う。

1）酸素の管理

　過剰な酸素投与による未熟児網膜症や慢性肺疾患の発症，および少なすぎる酸素投与による死亡率増加や壊死性腸炎・中枢神経障害の発症などを予防するため，酸素分圧は成熟児で60〜80 mmHg，早産児で50〜70 mmHgを保つ。SpO_2は早産児（<30週）では90〜95%前後に保つ（95〜98%まで高くしない）[1]。

2）二酸化炭素の管理

　低二酸化炭素血症による脳室周囲白質軟化症（PVL）と高二酸化炭素血症による脳室内出血（IVH）を避けるため，生後早期（約72時間以内）は，二酸化炭素分圧を35〜45 mmHgで管理するのが望ましい（25 mmHg以下であった時間が長いとPVLの発症が有意に多かったとされる）[2,3]。

3）人工呼吸器の管理

　ファイティングする場合や人工呼吸器からの離脱（ウィーニング）を目指す場合などでは，間欠的強制換気（IMV）から自発呼吸に同調させる患者同調性換気（PTV）へのモード変更も試みられる（⇨C-2）。

〈設定の下げ方〉

　酸素濃度，PIP，PEEP，呼吸回数を，順番に，少しずつ，緩める。設定を変更したら，血液ガス分析，SpO_2モニタ，経皮モニタなどでデータ悪化の有無を確認する。

表D-1　人工呼吸器の設定の下げ方[4,5]

ステップ1	酸素濃度を60%まで5%ずつ下げる。
ステップ2	PIPを15 cmH_2Oまで2〜3 cmH_2Oずつ下げる。
ステップ3	酸素濃度を40%まで5%ずつ下げる。
ステップ4	PEEPを2〜3 cmH_2Oまで1 cmH_2Oずつ下げる。
ステップ5	PIPを10〜12 cmH_2Oまで1〜2 cmH_2Oずつ下げる。
ステップ6	回数を10〜20回/分まで3〜5回/分ずつ下げる*。

　HFOからのウィーニングは酸素濃度を下げたのちに，バランスをとりながらMAPとSVを1ずつ下げる。MAPが6〜8 cmH_2Oで抜管する。

4）抜管

　抜管後は呼吸障害に注意する。呼吸障害や血液ガスデータの悪化が出現したら，nasal CPAPやHHHFNCも勧められる[6]（⤶ C-2）。再挿管率を下げる[7]。

　抜管6〜12時間後に喉頭浮腫による症状のピークがある。アドレナリンやデキサメタゾンの吸入が有効な場合がある[8]。

〈吸入〉

表D-2　アドレナリン（ボスミン®）＋デキサメタゾン（デカドロン®）

使い方	0.1%ボスミン®0.1 mL＋デカドロン®0.1 mL＋生食1 mLを吸入

クリニカルメモ
*未熟児では児の呼吸努力増加に伴う筋性疲労を避けるためtube CPAPを経ずに10回/分前後のIMVからの抜管が勧められる[9]。日本のNICUでは30〜40回/分で抜管している[6]。

D-2 低血糖症（ C-13, I-3）

　血糖値は生後3〜4時間が一番低い[10]。それが安定していれば、次は生後6時間，12〜24時間でよい。

1）治療

【血糖値＜50 mg/dLが持続するなら】

① 10%グルコースを緩徐にiv（2 mL/kg）

②-a 10%グルコースを増量しdiv（100 mL/kg/日=4.2 mL/kg/時間→GIR=6.9 mg/kg/分）

②-b 呼吸障害などでdiv増量は難しいなら糖濃度を上げる（12.5%なら80 mL/kg/日→GIR=6.9 mg/kg/分）

【難治なら】

① ヒドロコルチゾン（ソル・コーテフ®）を5 mg/kgでiv，続いて5 mg/kg/日を分2〜4でivする。3日継続して漸減する。1〜2回のivで血糖値が安定することもある。

② 先天性高インスリン血症（＞2〜5 μIU/mL）では血糖管理に難渋する。またヒドロコルチゾンの使用はインスリン分泌を刺激し，病態を悪化させる可能性もあり，ジアゾキシドなどの使用も考慮する[11〜13]。長期投与になる場合は副作用に注意する。

D-3 嘔吐（ K-12）

　羊水様嘔吐は初期嘔吐を，泡沫様嘔吐は食道閉鎖を，胆汁性嘔吐は十二指腸閉鎖や小腸閉鎖，腸回転異常症，中腸軸捻転を，血性，コーヒー残渣様嘔吐はビタミンK欠乏性出血症，急性胃粘膜病変，胃破裂などを疑う（ G-11）。腹部膨満は外科疾患を示唆するが，腸回転異常症や上部消化管閉鎖では腹満がないことも多い。

1）管理・治療

　初期嘔吐は腹臥位，頭部挙上位で管理する。

　病的嘔吐は太い胃管を挿入し持続吸引で減圧する。吸引物の性状や量を確認し，X線写真，腹部エコー検査などから原疾患を診断する。

文献

1) Askie LM, Henderson-Smart DJ, Irwig L, et al: Oxygen-saturation targets and outcomes in extremely preterm infants. N Engl J Med349：959-67, 2003

2) Shankran S, Langer JC, Kazzi SN, et al: Cumulative index of exposure to hypocarbia and hyperoxia as risk factors for periventricular leukomalacia in low birth weight infants. Pediatrics118：1654-9, 2006

3) Kaiser JR, Gauss CH, Pont MM, et al: Hypercapnia during the first 3 days of life is associated with severe intraventricular hemorrhage in very low birth weight infants. J Perinatol26：279-85, 2006

4) 新生児医療連絡会（編）：呼吸管理．NICUマニュアル，3版，金原出版，252-67，2001

5) 河井昌彦：呼吸器疾患の管理．NICUベッドサイドの診断と治療，改訂3版，金芳堂，64-71，2012

6) 堺 武男：新生児呼吸管理のスタンダード．日未熟児新生児会誌17：163-8，2005

7) Davis PG, Henderson-Smart DJ：Nasal continuous positive airways pressure immediately after extubation for preventing morbidity in preterm infants. Cochrane Database Syst Rev3：CD000143, 2000

8) 長谷川久弥：人工呼吸器からの離脱．藤村正哲（編）：新生児医療の臨床手技，メディカ出版，375-9，1995

9) Davis PG, Henderson-Smart DJ: Extubation from low-rate intermittent positive airways pressure versus extubation after a trial of endotracheal continuous positive airways pressure in intubated preterm infants. Cochrane Database Syst Rev4：CD001078, 2001

10) Wald MK：Problems in metabolic adaptation: Glucose, calcium, and magnesium. In Klaus MH, Fanaroff AA（eds）：Care of the High-risk Neonate, 2nd ed, WB Saunders, 224-42, 1986

11) 長谷川奉延，田中敏章，神崎 晋，他：高インスリン血性低血糖の診断と治療ガイドライン．日小児会誌110：1472-4，2006

12) 水本 洋，明石良子，中田昌利，他：一過性新生児高インスリン血症5例の病態と管理方針に関する考察．日小児会誌114：975-80，2010

13) 川北理恵，杉崎啓憲，長井静世，他：本邦における先天性高インスリン血症の実態調査．日小児会誌115：563-9，2011

E. 生後6〜12時間

この時間帯のポイント

- バイタルサインや呼吸, 血糖は安定しているか。
- けいれん, 可視黄疸, 腹満や嘔吐はないか。
- 超低出生体重児では高K血症に注意する。
- 血液ガス分析, 血糖, K, Na, K, Cl, Ht, CRP, ビリルビンの検査は必要ないか。

E-1 高カリウム血症（⤷F-1, G-2）

　超低出生体重児の約半数では生後6〜12時間頃から血清K値の上昇がみられ, さらに生後12〜24時間で急速に進行し, 不整脈, 脳室内出血や脳虚血をきたす[1]。新生児仮死（低酸素性虚血性脳症）も発症のリスクである。

　採血は溶血の影響が少ない動脈採血, 無理なら静脈採血が望ましい。足底血では比較的高値になるため, その点を加味して評価する。

1）治療

〈グルコース-インスリン（G-I）療法〉

　生後6〜12時間に血清K値が上昇するようなら（＞6.5〜7.0 mEq/L）, その後の高K血症の発症・進行に対して後手に回らないためにもグルコース-インスリン（G-I）療法を導入する[1]。

◆インスリン

　インスリンは0.5 U/kg/日から始め, 1.0→1.2〜1.3→1.5 U/kg/日と増量する。G-I療法が始まれば, K値, 血糖値のチェックは2〜3時間ごとにする。生後24時間を経てK値が低下し始めたら（＜6.0 mEq/L）, インスリンを半減し, 半日かけて中止する。

◆グルコース

　G/I比は5〜10を保ちたい。7.5％グルコースが60〜80 mL/kg/日でdivされていれば, 0.5 U/kg/日投与時のG/I比は9〜12, 1.0 U/kg/日投与時のG/I比は4.5〜6となる。インスリンの投与量が1.0 U/kg/日を超えるときはグルコースを増量する。

表E-1　グルコース-インスリン(G-I)療法

速効型インスリン(ヒューマリン®R：1000 U/10 mL/V)		
作り方	高K血症	1 mL＋5%グルコース99 mL＝インスリン1 U/mLを作り，その1 mL＋5%グルコース23 mL＝インスリン1 U/24 mLとする
使い方		0.5～1.5 U/kg/日→0.5～1.5 mL/kg/時間，div
備考：このインスリン濃度なら輸液チューブへのインスリン吸着による臨床上の問題は少ないと思われる。		

〈抗不整脈治療〉

　心電図モニタでT波の高値，QRS幅の広がり，不整脈(洞性徐脈)などに注意する。それらが出現したら遅滞なく，下記の治療を行う。

◆グルコン酸カルシウム(カルチコール®)

　まず，蒸留水で2倍に希釈したカルチコール®1.0～2.0 mL/kgを緩徐にivする(徐脈に注意する)。

◆炭酸水素ナトリウム(メイロン®8.4%)

　次に蒸留水で2倍に希釈したメイロン®8.4% 2～4 mL/kgを緩徐にivする。

　VTやVFが出現した緊急時は，(上記に加え)以下を投与する。

◆塩酸リドカイン(静注用キシロカイン®2%)

　上記治療で治まらないときは，キシロカイン®1 mLを生食19 mLで希釈し，1 mg/kg(＝1 mL/kg)を緩徐にivする。

　その後に，キシロカイン®0.6 mL×体重(kg)の量を生食で希釈，計20 mLとし，1.0～5.0 mL/時間でdivする。

表E-2　抗不整脈治療薬

グルコン酸カルシウム(カルチコール®，5 mL/A)	
作り方	蒸留水で2倍液とする
使い方	1.0～2.0 mL/kgをslow iv
炭酸水素ナトリウム(メイロン®8.4%，20 mL/A)	
作り方	蒸留水で2倍液とする
使い方	2～4 mL/kgをslow iv
塩酸リドカイン(静注用キシロカイン®2%，100 mg/5 mL/A)	
作り方	1 mL＋生食19 mL＝リドカイン1 mg/mLとする
使い方	1.0 mg/kg，iv→1.0 mL/kg，iv
作り方	0.6 mL×体重kg＋生食＝計20 mLとする
使い方	10～50 μg/kg/分(γ)→1.0～5.0 mL/時間，div

E-2 けいれん・新生児発作 (⇨G-9, I-4)

新生児のけいれんは1〜5/1,000の頻度であり[2〜5]，とくに未熟児(＜1,500 g)は約10倍多い[4]。未熟児では微細発作や強直性発作が多く，成熟児では間代性発作が多い。

表E-3 けいれんの分類と症状

分類 (Mizrahi)	発作型	発作症状
non- epileptic	全身性強直性	四肢・体幹の左右対称の持続的姿勢，後弓反張
	微細発作	顔の異常運動(目をパチパチ，口をモグモグ)，水泳様/自転車こぎ様運動，無呼吸†
epileptic	間代性	四肢・顔・体幹の反復する律動的運動
	局所強直性	左右非対称の体幹・一肢の固定肢位，眼球偏位
	Spasms	四肢・体幹の短い筋収縮と弛緩，シリーズ形成
不定	ミオクロニー	四肢・顔・体幹の急激で持続の短い筋収縮

†無呼吸はepilepticとして抗けいれん薬を投与する。

1)病因

新生児のけいれんを引き起こす病因は多岐にわたり，それによって発症時期も違う。

表E-4 けいれんの発症時期と病因[6]

発症時期	病因
いつでも	・感染症：胎内感染(TORCH)，髄膜炎，脳炎，敗血症 ・先天性脳奇形
〜24時間	・低酸素性虚血性脳症 ・脳室内出血，頭蓋内出血 ・薬物離脱症候群 ・多血症
24〜72時間	・脳室内出血，頭蓋内出血 ・症候性低血糖症 ・早発型低Ca血症 ・脳硬塞 ・良性家族性新生児けいれん
72時間〜	・遅発型低Ca血症 ・核黄疸 ・良性特発性新生児けいれん(5日目発作 fifth day fits)

病因別にみると，低酸素性虚血性脳症が約60％で，その多くは生後12〜24時間にけいれんを認める[7]。

頭蓋内出血によるものは約15％である[7]。未熟児での脳室内出血が多い。

頭蓋内感染によるものは5〜10％になる。細菌ではGBSや大腸菌が多く，ウイルスではヘルペスウイルス，サイトメガロウイルス，コクサッキーBウイルスなどが多い[7]。

先天性脳奇形もけいれんの原因として5〜10％となる。

以上の4疾患でけいれんの80〜85％を占めるが，ほかには症候性低血糖症，症候性低Ca血症，脳梗塞，代謝異常症などがある[7]。

2）検査

白血球数と分画，赤血球数，Hb，Ht，血小板数，AST，ALT，CRP，血糖，Ca，Mg，Na，K，Cl，CK，LDH，血液ガス分析，アンモニア，代謝スクリーニングなどを調べる。頭蓋内感染や出血が疑われれば髄液検査も行う。

病因の診断には頭部画像診断も重要で，エコーやCT，MRIなどの検査をする。

しかしながら臨床症状からだけではけいれんの診断はできない[8,9]。脳波検査が必須であるが，amplitude-integrated EEGなどでの脳機能モニタリングも有用である[9,10]。

3）治療

呼吸・循環動態を安定させ，けいれんの病因疾患の治療を優先に行い，必要なら抗けいれん薬を併せて使用する。

〈抗けいれん薬〉

抗けいれん薬は持続が長く頻回な皮質起源（epileptic）の発作に使用する（臨床上の分類がクリアでない場合もある）[6]。非皮質起源（non-epileptic）の発作には無効なので使用しない（それは脳侵襲の存在を示すので脳保護は必要である）。

◆フェノバルビタール

First choiceとして使用される。

◆ジアゼパム

◆ミダゾラム

フェノバルビタールで頓挫しなかった場合に使用する。

表E-5　抗けいれん薬

フェノバルビタール（ノーベルバール®，250 mg/1 V）		
作り方		1 Vを注射用水か生食5 mLで溶解し50 mg/mLとする
使い方	初期量	20 mg/kg=0.4 mL/kgを5～10分でiv けいれんが消失しない場合，初回投与30分後に同量を追加
	維持量	2.5～5 mg/kg=0.05～0.1 mL/kgを1日1回iv
ジアゼパム（セルシン®，ホリゾン®，10 mg/2 mL/A）		
使い方		0.5 mg/kg=0.1 mL/kgをiv
ミダゾラム（ドルミカム®：10 mg/2 mL/A，ミダフレッサ®：10 mg/10 mL/V）		
作り方		ドルミカム®：2 mL＋生食8 mL＝ミダゾラム1 mg/mLとする ミダフレッサ®：原液（1 mg/mL）のまま使用する
使い方		0.1 mg/kg/時間より開始し，0.05～0.1 mg/kg/時間ずつ増量 0.1～0.4 mg/kg/時間→0.1～0.4 mL/kg/時間，div

注意：無呼吸あり，原則的には人工呼吸管理下で使用する。
　　　急速静脈内投与をしてはならない。低血圧やけいれん発作がある。

E-3 高血糖症（⤷K-7）

　糖代謝の制御が未熟なため，通常輸液の糖投与で高血糖になる未熟児もいる。感染症では高血糖が最初の異常のこともある。薬剤の影響なども考慮する。

1）管理

　空腹時の血糖値＞180 mg/dLなら輸液の糖濃度を下げる。10.0％→7.5％→5.0％とする。

E

生後6〜12時間

文献

1) 秋山和範，細野茂春，塚田えみ子，他：超未熟児の水電解質管理．日未熟児新生児会誌3：72-80，1991

2) Holden KR, Mellitis ED, Freeman JM：Neonatal seizures. I. Correlation of prenatal and perinatal events with outcomes. Pediatrics70：165-76, 1982

3) Ronen GM, Penney S, Andrews W：The epidemiology of clinical neonatal seizures in Newfoundland：a population-based study. J Pediatr134：71-5, 1999

4) Saliba RM, Annegers JF, Waller DK, et al：Incidence of neonatal seizures in Harris County, Texas, 1992-1994. Am J Epidemiol150：763-9, 1999

5) Sorokin Y, Blackwell S, Reinke T, et al：Demographic and intrapartum characteristics of term pregnancies with early-onset neonatal seizures. J Perinatol21：90-2, 2001

6) 渡辺一功：新生児痙攣．馬場一雄，高橋 滋（編）：小児科MOOK 50 新生児の神経病，金原出版，88-98，1987

7) Volpe JJ：Neonatal seizures. Neurology of the newborn, 5th ed, WB Saunders, 203-44, 2008

8) Murray DM, Boylan GB, Ali I, et al：Defining the gap between electrographic seizure burden, clinical expression and staff recognition of neonatal seizures. Arch Dis Child Fetal Neonatal Ed93：F187-91, 2008

9) 奥村彰久：新生児発作の診断・治療と脳波．日小児会誌112：1481-93，2008

10) 奥村彰久：新生児痙攣．周産期医36（増刊）：576-8，2006

F. 生後12〜24時間

この時間帯のポイント

- バイタルサインや呼吸，血糖は安定しているか。
- けいれん，可視黄疸，腹満や嘔吐はないか。
- 超低出生体重児では高K血症に注意する。
- 脳室内出血はないか。
- そろそろ尿，便は出ただろうか。24時間以内に91.8%の児では排尿が，97.2%の児では排便がある[1]。
- 経腸栄養が始められるか。
- 必要なら血液ガス，血糖，K，ビリルビンを調べる。
- 生後24時間目には血糖，Na，K，Cl，Ht，CRP，ビリルビン，尿，必要なら胸腹部X線撮影を行う。

F-1 高カリウム血症（⤷E-1，G-2）

　超低出生体重児の約半数では生後12〜24時間で急速に高K血症が進行する[2]。心電図モニタでT波の高値，QRS幅の広がり，不整脈（洞性徐脈，VT，VF）などに注意する。

1）治療

〈グルコース-インスリン（G-I）療法〉（⤷E-1）

　血清K値の上昇が強いときは（>6.5〜7.0 mEq/L），グルコース-インスリン（G-I）療法を導入する[2]。

〈抗不整脈治療〉（⤷E-1）

◆グルコン酸カルシウム（カルチコール®）

◆炭酸水素ナトリウム（メイロン®8.4%）

◆塩酸リドカイン（静注用キシロカイン®2%）

F-2 経腸栄養（☞G-4，H-3）

呼吸数が落ち着き，状態が安定していれば，胃管からの栄養を開始できる。34週以上の児では経口で開始し経管栄養と併用してもよい。

腹満がなく，胃内吸引量が少なく，X線写真でも異常ガス像がなく，消化管内のガスの移動があり（これで蠕動が確認できる。空気は世界で一番安価で安全な造影剤である），さらには排便があり，蠕動音が聴取できれば開始する*。

1）何を与えるか

可能な限り母乳（mother's own milk）にしたい。初回に糖水や生食を与えるのは意味がないとされる。母乳が出ない場合，もしくは使用できない場合は，＜2,000 gの児では未熟児用人工乳，≧2,000 gの児では通常の人工乳を使う（日本では早産児へのdonor human milkの投与は体制が整っていない）。

2）方法

出生体重別の目安とした量を3時間ごとに注入する。注入時間は，＜1,500 gの児では1時間注入，1,500〜2,000 gの児では30分〜自然注入，≧2,000 gの児では自然注入で開始する。

各注入前に胃内容の吸引をし，胃内停滞量（X）が注入量の半分以下なら，予定授乳量からその量を引いた分（Y）を加え，その回の授乳分とする（X＋Y注入）。半分以上停滞していたら，それを戻し，その回は注入中止とする。

消化吸収がよければ，24時間ごとに増量する（☞H-3）。

表F-1　出生体重別の経腸栄養方法

出生体重	＜1,000 g	＜1,500 g	＜2,000 g	＜2,500 g	≧2,500 g
初日(mL)	0.5〜1	2	3〜4	5	10
2日目(mL)	1〜2	4	6〜8	10	20
3日目(mL)	1.5〜3	6	9〜12	15	30
〜			〜		
X日目(mL)	0.5〜1×X	2×X	3〜4×X	5×X	10×X

クリニカルメモ ……………………………………………………

＊超低出生体重児でも超早期授乳法が勧められる。胃内吸引が多少あっても，強い血性や胆汁性でなければ，生後早期から（平均で約2.0時間），0.3〜1.0 mLの母乳を与える。経腸栄養の確立が早く，感染症の発症を下げ，壊死性腸炎のリスクを上げない[3]。MRSA保菌も防ぐ[4]。

F-3 高ビリルビン血症（溶血性黄疸）(⇒C-18, G-5, H-4, J-4, K-10)

生後24時間以内の可視黄疸は病的黄疸である。Rh不適合，ABO不適合がないだろうか。母O型－児A，B型の分娩は全分娩の13.7%で，そのうち溶血性黄疸をきたす高抗体価例は約15%とされる[5]。

1) 診断・管理

母児の血液型や抗RhD抗体価，児の総ビリルビン値，直接・間接クームス試験，赤血球形態，貧血，TP，Albなどを検査する。正期産児では，ビリルビン/アルブミン比が＞7.0で交換輸血を考慮する[6]。

〈ビリルビン値〉

総ビリルビン値の推移を観察する。総ビリルビン値の急上昇＞5 mg/dL/日は要注意である。

光線療法の治療基準は母子保健院のグラフ（村田の基準）[7]が代表的である。交換輸血治療導入の基準として，神戸大学（中村）の基準（1992年改訂）がある[8]。

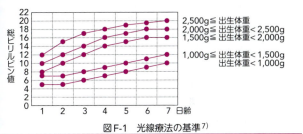

図F-1　光線療法の基準[7]

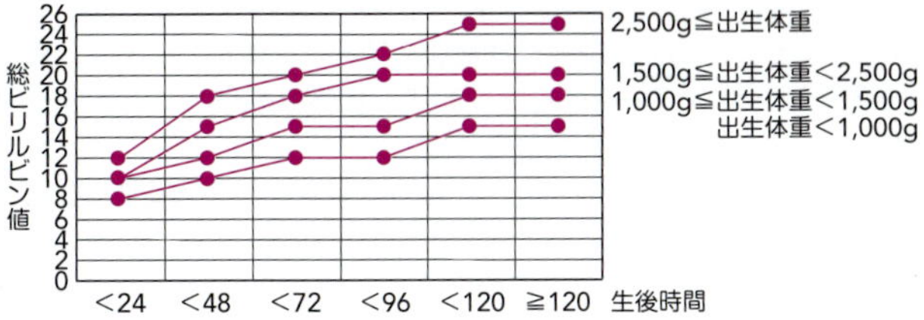

図F-2　交換輸血の基準[8]

〈クームス試験〉

　Ｏ型母から生まれたＡ，Ｂ型児の臍帯血の直接クームス試験は15〜30％で陽性であるが，溶血性黄疸を発症するのはごく一部にすぎず，クームス試験の結果と溶血の有無は必ずしも一致しない。溶血を起こすためには直接クームス試験が陽性になる量より，さらに大量のIgG1が必要なためであり，逆に直接クームス試験が陽性になる量より，少量のIgG3で溶血が起こるためである*。

〈理学所見〉

　Praaghの核黄疸の急性期症状に，1期：モロー反射減弱・筋緊張低下・嗜眠・哺乳不良，2期：後弓反張・けいれん・発熱・硬直・甲高い泣き・落陽現象，3期：痙性症状消失がある（4期：略）。超早産児では認められない。

2）治療

〈光線療法〉

　LEDを使用する光線療法機器は光エネルギー量が大きいため，通常のLowモード以外に，Highモードは強化光線療法と位置付けられる（従来の2方向光線療法と同程度）。

〈交換輸血〉（方法⤷C-18）

　必要量は循環血液量の約2倍である（160〜200 mL/kg）。

　RhD（or E）不適合による溶血性黄疸の交換輸血には，児とABO同型でRhD（or E）（−）型の血液を，ABO不適合による溶血性黄疸の交換輸血には，合成血〔Ｏ型の赤血球にAB型の血漿（白血球の大部分を除去）を混和した血液〕を使用する。

〈免疫グロブリン〉

　約1 g/kgの免疫グロブリン投与で溶血性黄疸の約2/3で交換輸血を回避できたとされ，試みられてもよい。交換輸血基準値を超える前の投与が望ましいが，約12％は基準を超えてからの投与であり，その症例でも交換輸血を行わずに済んでいる[9]。網内系のFcレセプターをブロックして，抗体に感作された赤血球の破壊を抑制するためとされる[10]。

　血液の粘稠度増加があるので，5〜6時間かけてdivする（0.5 g/kg投与された時点でビリルビン値が下がり終了する例もある）。

3）管理

〈頭部MRI検査〉

　慢性ビリルビン脳症では，T2強調像で両側淡蒼球の高信号を

呈する。この所見は生後6か月〜1歳時期にわかりやすい(新生児期や2歳以降では認めにくくなる)。

〈聴性脳幹反応(ABR)〉

聴性脳幹反応(ABR)はビリルビンの神経中毒の評価として有用である。治療後にも進行するので検査を続ける。

4) 超早産児の黄疸管理

近年は超早産児の慢性ビリルビン脳症が認められる。またHighモードの強化光線療法の使用も可能であり、光線療法や交換輸血治療導入の新基準が提唱されている[11]。

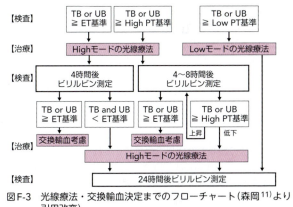

図F-3 光線療法・交換輸血決定までのフローチャート(森岡[11]より引用改変)

表F-2 光線療法・交換輸血の治療のための新基準案[11]

在胎週	TB値基準(mg/dL)					UB値基準
修正週	<24時間	<48時間	<72時間	<96時間	<120時間	120時間〜	(μg/dL)
22〜25	5/6/8	5/8/10	5/8/12	6/9/13	7/10/13	8/10/13	0.4/0.6/0.8
26〜27	5/8/8	5/9/10	6/10/12	8/11/14	9/12/15	10/12/15	0.4/0.6/0.8
28〜29	6/7/9	7/10/12	8/12/14	10/13/16	11/14/18	12/14/18	0.5/0.7/0.9
30〜31	7/8/10	8/12/14	10/14/16	12/15/18	13/16/20	14/16/20	0.6/0.8/1.0
32〜34	8/9/10	10/14/16	12/16/18	14/18/20	15/19/22	16/19/22	0.7/0.9/1.2
35〜	10/11/12	12/16/18	14/18/20	16/20/22	17/22/25	18/22/25	0.8/1.0/1.5

値は、Lowモード光線療法/ Highモード光線療法/交換輸血の適応基準を示す。

クリニカルメモ

*ABO不適合による溶血性黄疸は35週未満の児ではあまり経験しない(未熟児血球の免疫抗体に対する被凝集能の違いのため)[12]。

F-4 腎不全

急性腎不全の診断は，乏尿(尿量＜1.0 mL/kg/時間)や血清Cr高値(＞1.5 mg/dL，0.3 mg/dL以上の上昇)が一般的に用いられてきたが，より病態に適した評価のため新生児AKIN分類が提唱されている[13)]。尿カテーテルを留置し時間尿量を把握する。そのほか，心臓超音波で血管内容量や心機能，腎臓超音波で形態や血流を評価する。

1) 原因

急性腎不全はNICU入院児の10～20%に認められ，腎前性腎不全が最も多い(約90%)[14)]。

腎前性腎不全は，低酸素血症，心不全，出血(双胎間輸血や頭蓋内出血など)，新生児仮死，PDAなどの先天性心疾患が原因で腎血流量が不足して起こる。

腎性腎不全は，腎奇形(無形成，低形成，異形成，嚢胞性)，腎血栓症，薬剤などで起こる。

腎後性腎不全は，閉塞性の尿路疾患(後部尿道弁，尿道狭窄，尿管瘤など)，神経因性膀胱などで起こる。

2) 治療

〈腎前性腎不全の治療〉

全身状態の改善と腎血流量の増加を目指す。超低出生体重児では，volume expanderの急激な負荷による脳室内出血のリスクもあるので輸液量，輸液時間を加減する。加えて，PDAにはインドメタシン投与，心不全には循環作動薬，出血にはRBC投与など原疾患に対する治療を行う。

◆生理食塩液

10～20 mL/kgを30～60分でdivする。

◆アルブミン

5%アルブミン5 mL/kgを30～60分でdivする(感染症の危険のため，使用は必要最小限にする)。

〈腎性腎不全の治療〉

　原疾患の治療と並んで，水分コントロールを行う。血糖値や血清K値に注意しながら，前24時間尿量に不感蒸泄量25 〜 40 mL/kg/日を加えた量を目安に輸液する。乏尿・無尿期はNa，Kの投与は避ける。

◆利尿薬

　フロセミド（ラシックス®）1 〜 2 mg/kgを2 〜 4回/日でivする。

〈腎後性腎不全の治療〉

　原疾患の治療として，閉塞解除に尿道カテーテルが有効な例もある。腎不全に陥る前に早期治療が大切である。それと併せ，水分コントロールを行う。

〈共通の治療〉

　どの腎不全であっても，高K血症，乏尿や無尿時の治療は共通である。

◆グルコース-インスリン（G-I）療法（⇒E-1）

　血清K値の上昇が強いとき（＞6.5 〜 7.0 mEq/L）は遅滞なく導入する。

◆抗不整脈治療（⇒E-1）

　高K血症により心電図波形の異常を認めた場合には，グルコン酸カルシウムや重炭酸ナトリウムを投与する。

◆透析療法

　腎機能の改善まで一時的に腹膜透析や持続血液濾過透析（CHDF）が導入される例もある。その方法などはほかのマニュアルや教科書などを参照されたい[15]。

◆ドパミン（⇒C-14）

　腎血流を増やす目的で，3 〜 5 μg/kg/分をdivする。

F
生後12 〜 24時間

文献

1) 川中武司, 和田知久, 梶本照穂：新生児の初回胎便排泄時間および初回排尿時間—2,471例についての調査. 周産期医 15：2147-54, 1985
2) 秋山和範, 細野茂春, 塚田えみ子, 他：超未熟児の水電解質管理. 日未熟児新生児会誌 3：72-80, 1991
3) 市橋 寛, 長澤宏幸, 桑原直樹, 他：超低出生体重児における超早期授乳の検討. 日新生児会誌 34：589-94, 1998
4) 河原田 勉, 氏家二郎, 有賀裕道, 他：超早期授乳および母乳口腔内滴下のメチシリン耐性黄色ブドウ球菌保菌に対する防御効果. 日未熟児新生児会誌 16：194-202, 2004
5) 浮田昌彦：ABO血液型不適合妊娠. 周産期医 21(増刊)：186-7, 1991
6) 猪谷泰史(監修)：6-1. 光線療法・交換輸血の基準. 大山牧子, 齋藤純一, 星野陸夫(編)：新生児診療マニュアル, 6版, 東京医学社, 371, 2015
7) 村田文也, 井村総一, 木内巻男, 他：新生児高ビリルビン血症の光線療法—臨床的諸問題. 小児外科内科 5：301-11, 1973
8) 神戸大学医学部小児科(編)：高ビリルビン血症の管理. 新版未熟児新生児の管理, 日本小児医事出版社, 205-24, 1991
9) 和田和子, 平野慎也, 船戸正久, 他：新生児溶血性黄疸に対するガンマグロブリン療法の現状と問題点. 日未熟児新生児会誌 15：45-50, 2003
10) 酒井道生, 白幡 聡：高ビリルビン血症. 小児診療 62：1879-85, 1999
11) 森岡一朗, 岩谷壮太, 黒川大輔, 他：インタクトサバイバル時代の早産児の黄疸管理・治療とアンバウンドビリルビン. 日小児会誌 121：1491-9, 2017
12) 竹峰久雄：新生児血液型不適合溶血疾患の臨床. 日未熟児新生児会誌 3：1-5, 1991
13) Jetton JG, Askenazi DJ：Acute kidney injury in the neonate. Clin Perinatol 41：487-502, 2014
14) 服部元史, 永渕弘之, 伊藤克己：新生児の腎不全. 周産期医 31(増刊)：560-2, 2001
15) 吉村 博, 安次嶺 馨, 大野 勉：新生児の透析. 周産期医 31(増刊)：733-4, 2001

G. 生後24〜48時間

この時間帯のポイント

- バイタルサインは安定しているか。
- けいれん，黄疸や無呼吸はないか，腹満，胃残量はどうか。
- 検査は1日に1回，血糖，Na，K，Cl，Ca，CRP，Ht，ビリルビンを調べる。
- 2回目の脳エコー検査も行い，IVHやPVLを調べる。
- Na，K，Ca，血糖の結果から，輸液内容を決定する。
- 呼吸状態が悪くなっていないか。気管挿管されている児で酸素濃度を上げる必要がでてくるときは，分泌物などによる気道の詰まりがある。気管洗浄を行い，吸引物の性状も調べる。
  感染も考え，CRP値や白血球数のチェックをする。
  そしてPDAを疑う。
- 必要なら血液ガス，胸部X線写真で肺野の明るさや中心陰影の大きさをチェック。

G-1 輸液（⇨C-11，H-1，I-1，J-1）

1）輸液量

通常，輸液量は60〜80 mL/kg/日であるが，光線療法中やlight-for-date児では10〜30 mL/kg/日増量する。逆に呼吸障害のある児，新生児仮死の児，PDAの児では絞り気味にする（40〜60 mL/kg/日）。児の利尿や浮腫の程度などの臨床徴候や血清Na値などから輸液の増減を考慮する。

2）輸液内容

◆グルコース

出生体重＜1,000 gの児は5〜7.5％で，通常は10％グルコースでよい。

◆ナトリウム

血清Na値＜135 mEq/Lで，利尿があり希釈性ではないなら，生食を加える。

血清Na値＞150 mEq/Lであれば，生食を含まない輸液で10〜30 mL/kg/日増量する（⇨H-2）。

◆**カリウム**

血清K値＜3.5 mEq/LであればKCLを加える。

◆**カルシウム**

未熟性の強さやリスクなどによって投与する。

出生体重＜1,000 g，高K血症や循環障害のリスク児ではグルコン酸カルシウム（カルチコール®）を投与する場合も多い（3〜5 mL/kg/日）。

低Ca血症（血清Ca値＜7 mg/dL）の扱いはその項に記載した（☞G-3）。

表G-1　輸液内容（生後24〜48時間）

グルコース液（5〜10%）に，以下を加える	
出生体重＜1,000 g	カルチコール®（3〜5 mL/kg/日）投与
高K血症のリスク(+)	
循環障害のリスク(+)	
血清Na値＜135 mEq/L	グルコース40 mL＋生食10 mL
血清K値＜3.5 mEq/L	グルコース40 mL＋KCL（1 mEq/mL）0.5〜1 mL

G-2 高カリウム血症（☞E-1，F-1）

超低出生体重児では生後24〜48時間でも高K血症が進行しVTを発症する例がある[1]。利尿もつき，血清K値が低下し始めるまでは安心できない。

G-3 低カルシウム血症（早発型）

早発型低Ca血症は生後24〜72時間以内に発症する。未熟児，新生児仮死児，母体糖尿病などでみられ，定義は血清Ca値＜7 mg/dLであるが，実際に無呼吸，易刺激性，けいれん，心不全などの症状が出るのは＜5 mg/dLである。

1）治療

〈症状のある児〉

◆グルコン酸カルシウム（カルチコール®）

生食で2倍に希釈した1〜2 mL/kgを緩徐にivする（1 mL/分の時間で）。徐脈に注意する。その後3〜5 mL/kg/日をdivする。

メイロン®，赤血球，FFPとは混ぜない。点滴漏れによる組織壊死に注意する。

〈症状のない児〉

◆グルコン酸カルシウム（カルチコール®）

症状がないので今後の可能性を考慮して投与する。

表G-2　低カルシウム血症への対応

児の状況	対応
出生体重＜1,000 g 高K血症や循環障害が予想される児	予防的にカルチコール®を投与する（3〜5 mL/kg/日）。
出生体重1,000〜1,500 g	血清Ca値＜7 mg/dLになったらカルチコール®を投与する（3〜5 mL/kg/日）。
出生体重≧1,500 g	血清Ca値＜7 mg/dLでも無症状であり，生後72時間以内に自然軽快し，治療不要であることが多い。早期授乳は勧められる。

G-4 経腸栄養（⇨F-2，H-3）

胃管から母乳などを入れても消化が悪く，まだ増量できない場合も多い。腹臥位，頭部挙上位にすると胃内停滞が少ないので試してみてもよい。また安静が保て睡眠時間が増える[2]，酸素分圧が上がる[3]，などの効果もある。

G-5 高ビリルビン血症（特発性黄疸）（⇨C-18, F-3, H-4, J-4, K-10）

特発性の黄疸でもそろそろ治療が必要になるかも知れない。

1）光線療法

光線療法の治療基準は母子保健院のグラフ（村田の基準）[4]が代表的である。その日齢の基準を超えたら光線療法を開始し、その日齢の基準より2〜3 mg/dL低下したら中止とする[5]。光線療法中止後のリバウンドに注意する。

光線療法中は輸液量を10〜30 mL/kg/日増量し、脱水による高Na血症を避ける。アイパッチで眼、おむつで性腺を保護する。

胆汁に排出されたビリルビンは腸肝循環するので、経腸栄養を進めることは黄疸の軽快に有用である。

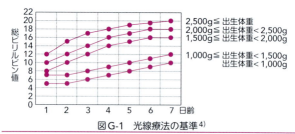

図G-1　光線療法の基準[4]

以下のビリルビン脳症の危険因子があるときは1段低い基準で治療する[5]*。
①周生期仮死（5分後アプガースコア≦3）
②呼吸窮迫（PaO_2≦40 mmHgが2時間以上）
③アシドーシス（pH≦7.15）
④低体温（直腸温＜35℃が2時間以上）
⑤低蛋白血症（TP≦4 mg/dLまたはAlb≦2.5 mg/dL）
⑥低血糖症
⑦溶血性疾患
⑧敗血症を含む中枢神経系の異常徴候

2）超早産児の黄疸管理

近年は超早産児の慢性ビリルビン脳症が認められる。またHighモードの強化光線療法の使用も可能であり、光線療法や交換輸血治療導入の新基準が提唱されている[6]。

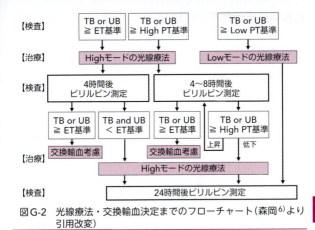

図 G-2 光線療法・交換輸血決定までのフローチャート（森岡[6]より引用改変）

表 G-3 光線療法・交換輸血の治療のための新基準案[6]

在胎週	TB 値基準（mg/dL）						UB 値基準
修正週	<24時間	<48時間	<72時間	<96時間	<120時間	120時間〜	（μg/dL）
22〜25	5/6/8	5/8/10	5/8/12	6/9/13	7/10/13	8/10/13	0.4/0.6/0.8
26〜27	5/6/8	5/9/10	6/10/12	8/11/14	9/12/15	10/12/15	0.4/0.6/0.8
28〜29	6/7/9	7/10/12	8/12/14	10/13/16	11/14/18	12/14/18	0.5/0.7/0.9
30〜31	7/8/10	8/12/14	10/14/16	12/15/18	13/16/20	14/16/20	0.6/0.8/1.0
32〜34	8/9/10	10/14/18	12/16/18	14/18/20	15/19/22	16/19/22	0.7/0.9/1.2
35〜	10/11/12	12/16/18	14/18/20	16/20/22	17/22/25	18/22/25	0.8/1.0/1.5

値は, Lowモード光線療法/ Highモード光線療法/交換輸血の適応基準を示す。

クリニカルメモ
＊これらの危険因子をどのように解釈し，どのように適用するかは，各施設での方針によると思われる（感染症も危険因子だろう）。

G-6 動脈管開存症（PDA）（⇨H-5）

治療を要す症候性PDAの頻度は在胎33週未満の極低出生体重児の約40％になり[7]，その約70％はRDS後の児である[8]。生後24〜36時間頃に短絡量が多くなるので[9]，その時期には注意する。未熟児動脈管開存症治療ガイドラインも参照されたい[10]。

1）症状

必要な酸素量が増え，多呼吸，陥没呼吸などが出現，無呼吸の増加がある。ほかには頻脈，手足の冷感，皮膚の蒼白などもある。気管分泌物が増え，進行すると血性になる。

2）検査・診断

〈CVDスコア〉

下記のcardiovascular dysfunction（CVD）scoreで3点以上なら症候性PDAと診断する[11]。

収縮期血圧と拡張期血圧の差が広がりbounding pulseとして触知される。超早産児では触診より脈圧増大の評価が望ましく，拡張期が収縮期圧の1/2未満，または20 mmHg未満が目安になる[12]。また，心尖拍動や心雑音が確認される。X線写真では心陰影が丸く大きく，肺血流が増え肺野が白くなる。しかし，臨床所見は2〜3日間の時間差を持って出現してくるとされる[13]。

表G-4　Cardiovascular dysfunction（CVD）score[11]

スコア	0	1	2
心拍数	<160	160〜180	>180
心雑音	なし	収縮期	汎収縮期〜拡張期
bounding pulse	なし	肘	肘，足背，大泉門
CTR	<0.6	0.6〜0.65	>0.65
precordial pulsation	なし	触診でわかる	視診でわかる

〈心エコー検査〉

臨床所見が遅れて出現してくることからも，エコー検査を経時的に繰り返すことは重症度診断に必須である[14〜16]。

a. 左房/大動脈径（LA/Ao）比

LA/Ao比>1.4で要注意である。この比が極めて大きいと左心機能低下も示唆する。

b. DAの内径計測，DA内血流の幅やパターン

治療を要するPDAの基準として，DA内径>1.4 mm/体重（kg）があげられる。また血流波形でpulsatile flowを呈する児も治療対象になる。

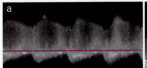
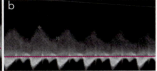

図G-3 DA内のcontinuous flow（a）とpulsatile flow（b）の血流波形 [16]

拡張期血流速度が収縮期血流速度の50％以下の場合にpulsatile flowと判断する。

c. 下行大動脈（腎動脈, 上腸管膜動脈）の血流

拡張期血流の途絶や逆流を認めた場合は腎や腸管の虚血が推定できる。

d. 左肺動脈内の終末拡張期血流速度

大動脈と主肺動脈から左右肺動脈が二股に描出されるviewを出し，カラードプラで主肺動脈内の左壁に沿ってのシャント血流の有無を診断できる。このシャント血流は反転し，肺動脈に流入する。そこで左肺動脈の拡張期血流速度を測定する。正常ではほとんど認められない左肺動脈内の終末拡張期血流速度はPDAによるシャント量を示唆する。平均拡張期血流速度＞0.42 m/秒かつ終末拡張期血流速度＞0.2 m/秒は症候化の目安とされる [15]。

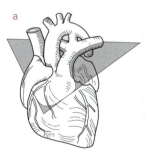
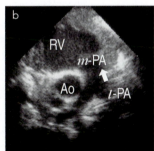

図G-4 左肺動脈内の終末拡張期血流速度

肺動脈を長軸に切る向きでエコープローブを当て（a），大動脈弁と肺動脈弁を描出する（b）。主肺動脈内（m-PA）の左壁（⇧）に沿ってシャント血流を検出する。左肺動脈（l-PA）の終末拡張期血流速度の計測からシャント量を推測する。

〈血液生化学検査〉

　心室圧負荷，容量負荷の指標（症候化判定のcut-off値）として，BNPは100〜1,000 pg/mL，NT pro-BNPは5,000〜40,000 pg/mLである[17]（報告により幅が広い）。

3）一般的管理

〈循環管理〉

　肺血流増加の予防として投与水分量を制限する（110〜130 mL/kg/日）が，過度な水分制限は体血流減少による循環不全を助長するため避ける。必要時は利尿薬を投与する。

　心不全徴候が出る前にドパミンを使用する（ドブタミンとイソプロテレノールは，肺血管抵抗を下げるため，肺血流を増やして肺うっ血を招く。使用は勧められない）（☞C-14）。

〈貧血管理〉（☞C-19）

　貧血は治療しHb値＞12 g/dL（Ht＞35〜40％）としておく。赤血球液10〜15 mL/kgを1〜2 mL/kg/時間の速度で輸血する（赤血球液10 mL/kgの投与でHb値が約3 g/dL上昇する）。

〈呼吸管理〉

　高酸素濃度，低二酸化炭素血症は肺血管抵抗を下げる危険があるため避ける。SpO_2 90〜95％を目標とする。

　必要なら人工換気療法を行う。肺出血時やその危険性があるときはPEEPを5 cm H_2Oに上げる。

4）治療

〈薬物療法〉

◆インドメタシン（インダシン®静注用：1 mg/V）

　約80％の閉鎖率である[7]。治療開始時期による予後の差は明らかになっていない[18]。1回の投与で閉鎖せず，2回目の投与で約40％が閉鎖したとの報告もある[19]が，現時点でそれ以上の反復投与を推奨する報告はない。

　投与後の有害事象として乏尿，無尿，低Na血症，高K血症，血清Cr増加，BUN増加などの腎機能障害（約40％），低血糖（約8％，投与直後ではなく数日後[20]），出血（約6％），壊死性腸炎などがある。

【投与方法】

①1 Vを生食10 mLで溶解し0.1 mg/mLとする。

②30〜60分でdivする[12,21]。

　副作用を懸念し，より少量で時間をかけての投与（6〜12時間

投与，連続投与)もある[12,20]。

また予防投与として，生後6時間以内に0.1 mg/kgを6時間かけて静注，以降閉鎖が得られなければ24時間ごとに2回まで追加する方法もある[22]。

表G-5　インドメタシンの投与量

初回投与齢	1回目用量	2回目用量	3回目用量
生後48時間未満	0.2 mg/kg=2 mL/kg	0.1 mg/kg=1 mL/kg	0.1 mg/kg=1 mL/kg
生後2〜7日未満	0.2 mg/kg=2 mL/kg	0.2 mg/kg=2 mL/kg	0.2 mg/kg=2 mL/kg
生後7日以上	0.2 mg/kg=2 mL/kg	0.25 mg/kg=2.5 mL/kg	0.25 mg/kg=2.5 mL/kg

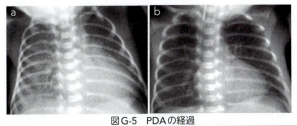

図G-5　PDAの経過

在胎28週，RDS後にPDAを発症，肺野は透過性が低下し心拡大もある(a)。インダシン®を1回投与だけで軽快した(b)。

〈外科療法〉

薬物療法の使用禁忌例や，使用が不可能な合併症例(壊死性腸炎や消化管出血など)では動脈管の結紮術やクリッピングが選択される。

また薬物療法でもPDAの収縮傾向が認められない例，さらには治療にもかかわらず心不全などが進行する例では外科療法の適応になる。壊死性腸炎などの副作用の出現，全身状態や心機能の悪化を招くまでインドメタシンの使用に固執してはならない。内科的治療が無効で最終的に結紮術が施行されたのは約14%だった[7]。

G-7 脳室内出血（⇒C-16, J-2）

脳室内出血があればそのgrade変化を追う。脳室内出血の多くは生後24時間以内に発症しているが[23〜26]，生後24時間以降に発症する例[26〜28]もあり，引き続き全身状態の安定化に努める。

G-8 脳室周囲白質軟化症（PVL）（⇒C-17, J-3, K-1）

脳室周囲高エコー域（PVE）の経過を追う。PVE 3度では1〜3週経過するとPVEの中心部が櫛状に抜け囊胞形成しPLVに至ることが多い。また2週間以上持続する持続性（prolonged）PVE 2度はPVLと同等に扱う必要がある。

G-9 けいれん（⇒E-2, I-4）

1）原因

未熟児のけいれんでは脳室内出血が多い[29]。

症候性低血糖症のけいれんは生後24〜72時間にみられ，無呼吸，甲高い泣き声，筋緊張低下なども伴う。仮死，頭蓋内出血，light-for-date児，感染症などで多い。

早発型低Ca血症によるけいれんは生後24〜72時間に起こる[29]。未熟児，仮死，母体糖尿病に多い。

脳梗塞によるけいれんは生後72時間前後に発症し，左中大脳動脈領域が多いので右側の片側性けいれんとなる。CTやエコーではわかりにくい例もあり，MRIが有用である。

良性家族性新生児けいれんは生後2〜3日に間代性けいれんを呈する[29]。家族歴がある。

2）管理・治療（⇒E-2）

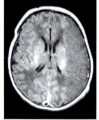

図G-6　脳梗塞

右上下肢のけいれんで入院した。
MRIで左側頭葉に広範に低信号域がある。

G-10 無呼吸 (⤷ J-5, K-2)

無呼吸は「20秒以上の呼吸停止」もしくは「呼吸停止が20秒以内でも徐脈(心拍＜100/分)やチアノーゼを伴うもの」と定義される。多くは未熟性によるが、症候性にも注意する。

原因検索のために血液検査(血算、CRP、血液ガス、電解質、血糖など)や超音波検査(心臓、頭部)、X線などを行う。けいれんを疑うときは脳波検査を行う。

表G-6　無呼吸をきたす疾患

感染症	敗血症、壊死性腸炎など
中枢神経疾患	頭蓋内出血、けいれんなど
呼吸器疾患	RDS、MAS、肺炎など
心疾患	動脈管開存症、心不全など
代謝異常	低血糖症、低Ca血症、低Na血症、高NH_3血症など
薬剤	母体へ鎮痛薬、麻酔薬、児へPGE_1、抗けいれん薬など
上気道狭窄	頸部の屈曲、分泌物貯留、巨舌、小顎症など
上気道の反射	吸引刺激、浅い胃管、胃食道逆流など
その他	低体温や高体温、貧血など

1)管理・治療

〈一般的管理〉

症候性無呼吸では、まず原疾患の治療を行う。

無呼吸が自然に回復しない場合、優しく皮膚刺激を行う。分泌物があれば鼻口腔内吸引を行い、改善しなければマスク換気を行う。

また予防のための管理として①頸部の過度の伸展・屈曲を防ぐ、②皮膚温を36〜36.5℃と中性温度下限に維持する、③上体拳上や腹臥位など体位を調整する、④注入中や注入後に無呼吸が多い場合は注入時間を延長する、などがあげられる。

〈酸素投与〉

低濃度酸素を投与する(23〜25%)。すでに酸素使用中の場合は濃度を数%上げる。未熟児網膜症を避けるために酸素を投与しすぎないように注意する。

〈薬物療法〉

◆カフェイン（レスピア®：60 mg/3 mL/A）

初期量（20 mg/kg=1 mL/kg）を30分かけて静注し24時間後以降に維持量（5 ～ 10 mg/kg/日=0.25 ～ 0.5 mL/kg/日）を1日1回，10分以上かけて静注または経口投与する。

◆アミノフィリン（アプニション®：15 mg/3 mL/A）

初期量（4 ～ 6 mg/kg=0.8 ～ 1.2 mL/kg）を緩徐にivし，その後に維持量（2 ～ 6 mg/kg/日=0.4 ～ 1.2 mL/kg/日）を1日に2 ～ 3回に分けて緩徐にivする。

これらのキサンチン誘導体はドキサプラムとの併用も可能である。

◆ドキサプラム（ドプラム®：400 mg/20 mL/V）＊

キサンチン誘導体抵抗性の無呼吸発作に使用する（アミノフィリン不応症例の約80％に有効であった[30]）。0.1 mg/kg/時間から開始し，徐々に増量する。副作用（嘔吐，腹満，消化管穿孔・出血，壊死性腸炎）を抑えるため0.5 mg/kg/時間を超えないほうが望ましい[31,32]。

表G-7　ドキサプラム（ドプラム®：400 mg/20 mL/V）

作り方	1 mL＋生食19 mL=ドキサプラム1 mg/mLとする	
使い方	無呼吸	0.1 ～ 0.5 mg/kg/時間→0.1 ～ 0.5 mL/kg/時間, div
備考：副作用の点から0.5 mg/kg/時間より少量使用が望ましい。		

〈持続陽圧換気療法〉

Nasal CPAP（nasal DPAP）は気道閉塞を改善させることで無呼吸を減少させる可能性がある。また機能的残気量を増加させることで酸素化を改善する。Nasal DPAPにsighを加えた二相性方式のSiPAPはDPAPで改善しない無呼吸発作に有効なことがある[33]。

〈人工換気療法〉（☞C-2）

薬物療法と持続陽圧換気療法でコントロール不可能であれば，気管挿管による人工換気療法が必要になる。

クリニカルメモ ……………………………………………………
＊消化管穿孔・出血などの副作用のため1995年に「新生児・未熟児には禁忌」とされたが，1998年に日本未熟児新生児学会薬事委員会は投与指針[30]を定め，現時点ではそれに則り承諾を得て使用する。

G-11 消化管出血（吐血，下血，血便）

　①母体血の嚥下によるもの（仮性メレナ），②出血性素因によるもの（新生児仮死や敗血症によるDIC，血小板減少など），③消化器疾患によるもの（急性胃粘膜病変，腸回転異常症，新生児乳児消化管アレルギーなど）に分けることができる。

1）検査

〈Aptテスト〉（⇨P-1）

　母体由来の血液か児に由来する血液かを鑑別する。

〈血液検査〉

　血算（貧血の有無，血小板数，WBC上昇など），生化学（肝機能異常，CRP上昇など），凝固機能，血液ガスなどを確認する。PIVKA-Ⅱ陽性，PT・APTT延長ならビタミンK欠乏性出血症を疑う。

〈画像検査〉

　胸腹部X線で消化器外科疾患の鑑別や肺野，心血管陰影を評価する。また，超音波検査で頭蓋内出血や腹腔内出血の有無，血管内容量などを確認する。

2）管理・治療

〈一般的管理〉

　吐血の場合は胃管を挿入し胃内容の吸引や生食で洗浄することで出血の程度を推測できる。外科疾患や出血が多い場合は絶食とし輸液療法を行う。

〈薬物療法〉

◆ビタミンK（⇨C-11）

　ケイツー®N注（10 mg/2 mL/A）を2 mg/kg静注する。症状に応じ，2～3回反復投与する。効果発現に時間を要する。

◆ファモチジン（ガスター®）

　急性胃粘膜病変なら，1 mg/kgを2回/日，ivする。

〈輸血療法・抗凝固療法〉（⇨C-19，N-4）

　高度の貧血，凝固異常を認める場合には輸血療法や抗凝固療法を行う。

G-12 胎便関連性腸閉塞症

①腹部膨満と胎便排泄障害があり，②胆汁性の胃内吸引を認め，③X線で腸管拡張を呈し，④定期的な浣腸を2日以上必要とした症例，と定義される[34]。極低出生体重児に限ると約5.5％に生じ，なかでもlight-for-date児では15％と高く，胎便関連性腸閉塞症とFGRの関連が示唆されている[35]。

1）症状

多くは生後24時間を過ぎても胎便が排泄されず，次第に腹部膨満や胆汁性嘔吐を呈する。腹部X線では腸管拡張や蛇行を認める。壊死性腸炎，限局性小腸穿孔と並んで，消化管穿孔をきたす可能性がある[36,37]（⤷ J-6）。

2）管理・治療

〈浣腸・洗腸・注腸〉

一般的な治療法は絶食と浣腸であり，保存的治療で改善しない症例や穿孔例が外科治療の適応となる。

◆グリセリン浣腸

蒸留水で2倍に希釈したグリセリン液1〜2 mL/kgを3〜4回/日行う。

◆ガストログラフィン注腸

難治例では診断的治療として，蒸留水で3〜5倍に希釈したガストログラフィン液で注腸造影を行う。状態が許す限り透視下で行い，caliber-changeを伴う下部腸管の狭小像に続く拡張腸管と，その内部に多数の胎便栓が描出されれば診断できる。NICUでは，4 mL/kg/doseで注入とX線撮影を繰り返す方法がある[38]。

◆ガストログラフィン胃内注入

ガストログラフィンの胃内投与[39]や，胃内投与と注腸を同時に行う「はさみうち」治療[40]の報告があるが，胃破裂や誤嚥性肺炎のリスクもある。

〈外科療法〉

胎便関連性腸閉塞症を呈した児の約10％は，重篤な腸閉塞症状や穿孔のために外科処置を必要とした[34]。拡張部位に腸瘻を造設する術式が第一選択となる。

文献

1) 秋山和範，細野茂春，塚田えみ子，他：超未熟児の水電解質管理．日未熟児新生児会誌3：72-80，1991

2) Brackbill Y, Douthitt TC, West H：Psychophysiologic effects in the neonate of prone versusu supine placement. J Pediatr82：82-4, 1973

3) Fox M, Molesky MG：The effects of prone and supine positioning on arterial oxygen pressure. Neonatal Netw81：448-93, 1992

4) 村田文也，井村総一，木内巻男，他：新生児高ビリルビン血症の光線療法―臨床的諸問題．小児外科内科5：301-11，1973

5) 井村総一：溶血性黄疸．周産期医27(増刊)：563-5，1997

6) 森岡一朗，岩谷壮太，黒川大輔，他：インタクトサバイバル時代の早産児の黄疸管理・治療とアンバウンドビリルビン．日小児会誌121：1491-9, 2017

7) Isayama T, Mirea L, Mori R, et al；Neonatal Research Network of Japan and the Canadian Neonatal Network：Patent ductus arteriosus management and outcomes in Japan and Canada：comparison of proactive and selective approaches. Am J Perinatol32：1087-94, 2015

8) 村上厚文，高場利博，常見享久，他：極低出生体重児動脈管開存症に対するアンケート調査結果．日新生児会誌32：100-4，1996

9) 常見享久，稲葉美徳：未熟児動脈管開存における左右短絡の評価に関する研究．日新生児会誌27：524-33，1991

10) 未熟児動脈管開存症診療ガイドライン作成プロジェクトチーム(J-PreP)：根拠と総意に基づく未熟児動脈管開存症治療ガイドライン．日未熟児新生児会誌22：255-67，2010

11) Yeh TF, Luken JA, Thalji A, et al：Intravenous indomethacin therapy in premature infants with persistent ductus arteriosus―a double-blind controlled study. J Pediatr98：137-45, 1981

12) 芳本誠司：超早産児の動脈管開存症の管理と手術適応．小児科45：2346-50，2004

13) Chiruvolu A, Punjwani P, Ramaciotti C：Clinical and echocardiographic diagnosis of patent ductus arteriosus in premature neonates. Early Hum Dev85：147-9, 2009

14) 与田仁志：未熟児動脈管開存症．周産期医36(増刊)：503-6，2006

15) El Hajjar M, Vaksmann G, Rakza T, et al：Severity of the ductal shunt：a comparison of different markers. Arch Dis Child Fetal Neonatal Ed90：419-22, 2005

16) Arlettaz R：Echocardiographic Evaluation of Patent Ductus Arteriosus in Preterm Infants. Front Pediatr5：147, 2017

17) Kulkarni M, Gokulakrishnan G, Price J, et al：Diagnosing significant PDA using natriuretic peptides in preterm neonates：a systematic review. Pediatrics135：510-25, 2015

18) Gudmundsdottir A, Johansson S, Håkansson S, et al：Timing of pharmacological treatment for patent ductus arteriosus and risk of secondary surgery, death and bronchopulmonary dysplasia：a population-based cohort study of extremely preterm infants. Neonatology107：87-92, 2015

19) Keller RL, Clyman RI：Persistent Doppler flow predicts lack of response to multiple courses of indomethacin in premature infants with recurrent patent ductus arteriosus. Pediatrics 112：

583-7, 2003

20) 常見享久, 岩崎順弥, 板橋家頭夫：極低出生体重児における注射用インドメサシンの効果および副作用. 日新生児会誌32：93-6, 1996

21) 亀山順治：未熟児動脈管開存症. 周産期医31（増刊）：454-5, 2001

22) 平野慎也, 藤村正哲, 楠田 聡, 他：超低出生体重児の脳室内出血および動脈管開存症の発症予防（ランダム化比較試験）. 日児臨薬誌20：98-102, 2007

23) de Crespigny LC, Mackay R, Murton LJ, et al：Timing of neonatal cerebroventricular hemorrhage with ultrasound. Arch Dis Child57：231-3, 1982

24) Meidell R, Marinelli P, Pettett G：Perinatal factors associated with early-onset intracranial hemorrhage in premature infants：a prospective study. Am J Dis Child139：160-3, 1985

25) Ment LR, Duncan CC, Ehrenkranz RA, et al：Intraventricular hemorrhage in the preterm neonate：timing and cerebral blood flow changes. J Pediatr104：419-25, 1984

26) Al-Abdi SY, Al-Aamri MA：A systematic review and meta-analysis of the timing of early intraventricular hemorrhage in preterm neonates：Clinical and research implications. J Clin Neonatol3：76-88, 2014

27) Levene MI, Fawer CL, Lamont RF：Risk factors in the development of intraventricular haemorrhage in the preterm neonate. Arch Dis Child5：410-7, 1982

28) McDonald MM, Koops BL, Johnson ML, et al：Timing and antecedents of intracranial hemorrhage in the newborn. Pediatrics74：32-6, 1984

29) 渡辺一功：新生児痙攣. 小児科MOOK50：88-98, 1987

30) 山崎俊夫, 小泉武宣, 宮本聡美, 他：未熟児無呼吸発作に対する塩酸ドキサプラム（ドプラム®）低量投与法の検討. 日児臨薬誌12：86-9, 1999

31) 山崎俊夫, 小泉武宣, 宮本聡美, 他：未熟児無呼吸発作に対する塩酸ドキサプラム（ドプラム®）の投与指針. 日未熟児新生児会誌10：247-51, 1998

32) 宮本聡美, 大石昌也, 佐久間 泉, 他：未熟児無呼吸発作に対する塩酸ドキサプラム少量投与の臨床経験. 日小児会誌105：17-21, 2001

33) 隅 清彰：無呼吸発作. 周産期医46（増刊）：591-3, 2016

34) 窪田昭男, 井村賢治, 小林 敬, 他：周産期センターにおける胎便関連性腸閉塞症例の検討. 日新生児会誌31：120-7, 1995

35) 奥山宏臣, 佐々木隆士, 清水義之, 他：低出生体重児における胎便関連性腸閉塞. 小児外科41：1191-5, 2009

36) 江崎奈緒子, 長谷川正幸, 鬼頭 修, 他：超低出生体重児における胎便排泄障害の検討. 日周産期・新生児会誌40：782-6, 2004

37) 五味 明, 大橋祐介, 杉山彰英, 他：当大学における超低出生体重児消化管穿孔例の現況. 日周産期・新生児会誌42：769-74, 2006

38) 大橋研介, 池田太郎, 井上幹也, 他：下部消化管造影―胎便関連性腸閉塞症に対するガストログラフィン注腸. 周産期医42：1603-6, 2012

39) 寺田明佳, 市場博幸, 田中裕子, 他：胎便関連性腸閉塞症に対するガストログラフィン胃内投与法の検討. 日周産期・新生児会誌44：935-8, 2008

40) 富田美佳, 戸石啓司, 大曽根義輝, 他：胎便性腸閉塞を発症した超低出生体重児に対するガストログラフィン"はさみうち"療法. 日周産期・新生児会誌42：506, 2006

H. 生後2～4日

この時間帯のポイント

- バイタルサインは安定しているか，栄養は順調か。
- 黄疸や無呼吸，PDAはないか。
- Na，K，Cl，Ca，血糖の値から輸液内容を変更する。
- 検査は1日に1～2回，血糖，Na，K，Cl，CRP，Ht，ビリルビンを調べる。呼吸管理中やPDAが疑われたら血液ガス分析と胸部X線撮影も行う。

H-1 輸液 (☞C-11，G-1，I-1，J-1)

1）輸液量

　経腸栄養量と合わせて投与水分量は80～100 mL/kg/日が目安であるが，light-for-date児や光線療法中では10～30 mL/kg/日増量する。逆に呼吸障害，新生児仮死，PDAの児では絞り気味にする（50～70 mL/kg/日）。

2）輸液内容

◆グルコース

　出生体重<1,000 gの児は5～7.5%で，通常は10%でよい。血糖値が低めの児では輸液量を少し多めにするか（100～120 mL/kg/日），糖濃度を上げる（☞D-2）。

◆ナトリウム

　血清Na値<135 mEq/Lで，利尿があり希釈性ではないなら，生食を加える。

　血清Na値>150 mEq/Lであれば，生食を含まない輸液で10～30 mL/kg/日増量する（☞H-2）。

◆カリウム

　血清K値<3.5 mEq/LであればKCLを加える。

◆カルシウム

　グルコン酸カルシウム（カルチコール®）を投与され，血清Ca値が正常化した児では減量する。

表H-1　輸液内容（生後2～4日）

グルコース液（5～10%）に，以下を加える	
血清Ca値<7 mg/dL	カルチコール®（3～5 mL/kg/日）投与
血清Na値<135 mEq/L	グルコース40 mL＋生食10 mL
血清K値<3.5 mEq/L	グルコース40 mL＋KCL（1 mEq/mL）0.5～1 mL

3）経静脈栄養

　経腸栄養が進まない児で生後72時間より開始するが[1]，早期
（日齢1）からの投与（aggressive nutrition）も試みられている[2]。

表H-2　経静脈栄養輸液の方法と内容（例）

・通常輸液（糖と電解質）のラインに栄養輸液を側管投与する方法だと，
　内容や濃度の加減が簡単である。
・長期経静脈栄養の場合はビタミン，ミネラル，微量元素も投与する。
・可能であれば脂肪はほかの輸液と別の点滴ラインから投与する。

アミノ酸（プレアミン®P 200 mL：総アミノ酸量7.6 g/100 mL）		
使い方	0.5 g/kg/日（≒0.27 mL/kg/時間）から開始し，0.5 g/kg/日ずつ数日で，2.5～3.0 g/kg/日（≒1.4～1.6 mL/kg/時間）まで増量	

ビタミン，ミネラル，微量元素		
作り方使い方	プレアミン®P200 mLに以下を混注	
	ネオラミンマルチV®	1.5 mL/kgを連日投与	
	マグネゾール®	0.5 mLを連日投与	
	カルチコール®	3 mLを隔日投与	交互に隔日投与で混ぜない
	リン酸Na補正液	6～12 mLを隔日投与	
	エレメンミック®	0.3 mL/kgを週1回投与	

脂肪乳剤（20％イントラファット®，20％イントラリポス®）		
作り方	20％脂肪乳剤100 mL＋ヘパリン0.1 mL（脂肪乳剤1 mLにヘパリン1 U）	
使い方	0.5 g/kg/日（≒0.1 mL/kg/時間）から開始し，0.5 g/kg/日ずつ数日で，2～3 g/kg/日（≒0.4～0.6 mL/kg/時間）まで増量（なるべく単独ルートで投与）	

備考：10％製剤と比べ20％製剤はリン脂質量が少なくリン脂質代謝が未熟でも安全である。

クリニカルメモ

非蛋白カロリー窒素比（NPC/N）＝ $\dfrac{①糖質の熱量＋②脂質の熱量（kcal）}{③窒素量（g）}$

を計算する。効率よい蛋白合成のため，未熟児では200～400を目指す。
熱量は，糖質1 g＝4 kcal（①），脂肪1 g＝9 kcal（②）として計算。窒
素量は，プレアミン®P 1 mL＝0.076 gとして算出した総蛋白質量の
16％として計算（③）。
NPC/N比＞200を保つには，Aの輸液開始時では10％グルコース液
60 mL/kg/日だが，Cの増量後では，12.5％グルコース液なら165
mL/kg/日が，15％グルコース液なら133 mL/kg/日が必要になる。

表H-3　経静脈栄養NPC/N比例

	グルコース	20％脂肪乳剤		アミノ酸			NPC/N比
	①熱量kcal/日	輸液量mL/kg/時	②熱量kcal/日	輸液量mL/kg/時	蛋白質g	③窒素g	
A	24	0.1	4.3	0.27	0.5	0.08	354
B	60	0.3	13	1.0	1.8	0.29	252
C	80	0.6	26	1.6	2.9	0.46	230

H-2 高ナトリウム血症

高Na血症(血清Na値＞150 mEq/L)は出生体重児(＜在胎26週)の約40％に認められ，生後2〜4日にかけて血清Na値がピークになる[3]。水分のマイナスバランスによる。血清Na値の最高値と最低値との差が大きい早産児は神経学的転帰が悪い[4]。値の安定が重要である。

1)管理・治療

高Na血症があり1日の体重減少が10％以上の児では，保育器内湿度を上げ，輸液量を10〜30 mL/kg/日増加する。脱水で腎前性腎不全を発症する例もある[3]。

H-3 経腸栄養(⇨F-2, G-4)

腹満がないか，胃残量は多くないか，胆汁や血液の混入はないか，X線写真でガス像は移動しているか，ガスが少なすぎないか，排便はあるか，血便でないか，蠕動音はあるか，などを確認する。腹臥位，頭部挙上位は消化吸収に好ましい。

1)方法

消化吸収がよければ日齢を1加えるごとに初回量の2倍，3倍とする。授乳量の第1の目標は100 mL/kg/日，第2の目標は150 mL/kg/日である。退院前には150〜200 mL/kg/日になっているだろう。

表H-4 出生体重別の経腸栄養方法

出生体重	＜1,000 g	＜1,500 g	＜2,000 g	＜2,500 g	≧2,500 g
初日(mL)	0.5〜1	2	3〜4	5	10
2日目(mL)	1〜2	4	6〜8	10	20
3日目(mL)	1.5〜3	6	9〜12	15	30
〜		〜			
X日目(mL)	0.5〜1×X	2×X	3〜4×X	5×X	10×X

H-4 高ビリルビン血症（特発性黄疸）（⇨ C-18, F-3, G-5, J-4, K-10）

　黄疸のために光線療法を開始してもビリルビンが 2 mg/dL/日で上昇し続けるなら，光線療法は 2 方向とする（High モードの強化光線療法）。さらに 5 mg/dL/日で上昇し続けるなら（2.5 mg/dL/半日で観察するほうが安心），交換輸血を考慮する（⇨ C-18）。

1）光線療法の副作用

　光線療法の副作用には発疹，下痢，ブロンズベビーなどがある。ブロンズベビーを疑ったら直接ビリルビン値も測定する。

H-5 動脈管開存症（PDA）（⇨ G-6）

　PDA の症状の出現は生後 24 ～ 36 時間頃から始まり，進行すれば最終的にはうっ血性心不全になる。心不全をきたしてからでは呼吸不全，腎不全なども合併しやすく，悪循環も招く。

　心雑音や bounding pulse，その他の理学所見，CVD スコアなどの注意深い観察と，心エコー検査が必要である。

1）治療

〈薬物療法〉

◆インドメタシン（インダシン®静注用）（⇨ G-6）

　わが国の過去の報告ではインドメタシンが初回投与された平均時間は生後 5 日までが多い[5〜8]。また生後 72 時間以内にインドメタシン治療を開始した例の多くは PDA が閉鎖したが，それ以降では半数例しか閉鎖せず，再開通例や治療無反応例を認めていた[7]。治療が必要と判断されれば 72 時間以内に開始したい。自然閉鎖を期待して無駄に経過を長引かせてはいけない。

H-6 新生児TSS様発疹症（NTED）（⇨N-6）

　この時期に発疹をみた場合には，MRSAやMSSAのスーパー抗原性外毒素TSST-1によるTSS様発疹症がある[9,10]。NICU入院児の約0.4%に発症した[10]。

　症状は一過性で，日齢2前後の発熱（1日程度で自然に解熱）とその後の発疹（2～3日で自然に消退）がある。腹満や肝腫大を伴うこともある[11]。

表H-5　NTED診断基準（以下の3項目すべてを満たす）

①原因不明の発疹（全身性紅斑，突発性発疹様）	
②右の3項目のうち，1つ以上合併	発熱（直腸温＞38℃）
	血小板減少（＜15万/mm^3）
	CRP弱陽性（1～5 mg/dL）
③既知の疾患は除く	

1）管理・治療

　VCM，血小板輸血などの治療を要することは少ないが，未熟児では無呼吸の増加など全身状態の増悪もあるので経過観察を厳重に行う[9,11]。また早産児では回復期に気管損傷が顕在化し，死亡する例も報告されている[10]。

　NICUにおけるMRSA管理こそが重要である（⇨N-6）。

H

生後2～4日

文献

1) 板橋家頭夫，斉藤孝美，高山千雅子：極低出生体重児の栄養管理と発育．日小児会誌107：975-84，2003

2) 大西 聡，市場博幸，寺田明佳，他：超低出生体重児のNICU入院中の栄養が長期予後に与える影響．日周産期・新生児会誌44：958-61，2008

3) 秋山和範，細野茂春，塚田えみ子，他：超未熟児の水電解質管理．日未熟児新生児会誌3：72-80，1991

4) Baraton L, Ancel PY, Flamant C, et al：Impact of changes in serum sodium levels on 2-year neurologic outcomes for very preterm neonates. Pediatrics124：e655-61, 2009

5) 常見享久，稲葉美徳：未熟児動脈管開存における左右短絡の評価に関する研究．日新生児会誌27：524-33，1991

6) 板橋家頭夫，奥山和男，赤松 洋，他：多施設共同試験による未熟児動脈管開存症に対する静注用インドメタシンナトリウムの有用性に関する検討．周産期医22：1761-71，1992

7) 亀山順治，渡部晋一，西田吉伸，他：動脈管開存に対する薬物療法．日新生児会誌32：78-83，1996

8) 村上厚文，高場利博，常見享久，他：極低出生体重児動脈管開存症に対するアンケート調査結果．日新生児会誌32：100-4，1996

9) Takahashi T, Nishida N, Kato H, et al：Exanthematous disease induced by toxic shock syndrome toxin Ⅰ in the early neonatal period. Lancet351：1614-9, 1998

10) 高橋尚人：新生児TSS様発疹症NTEDの全体像．日周産期新生児会誌43：829-32，2007

11) 高橋尚人，仁志田博司，猪野雅孝，他：原因不明の早期新生児発疹症．日新生児会誌31：371-7，1995

I. 生後4日〜1週

この時間帯のポイント

- バイタルサインは安定か，経腸栄養は進んでいるか。
- 血糖，血清Ca値はどうか。
- 検査は1日に1回，血糖，Na，K，Cl，CRP，Ht，ビリルビンを，呼吸管理中なら血液ガスも調べる。
- Na，K，Cl，Ca，血糖の結果から輸液内容を変更する。ガスリー検査（日齢4〜6）[1]とビタミンK投与（生後1週）を行う。
- 生後1週目には白血球数と分画，赤血球数，Hb，Ht，血小板数，TP，AST，ALT，BUN，Cr，CK，LDH，Caの検査，脳エコー検査も施行する。

I-1 輸液（⇒C-11，G-1，H-1，J-1）

1）輸液量

経腸栄養も量がかせげているだろう。それと合わせて投与水分量は約100〜120 mL/kg/日前後を目安にする。光線療法中やlight-for-date児では10〜30 mL/kg/日の増量をする。

2）輸液内容

◆グルコース

血糖値を70〜150 mg/dL前後に維持するように糖濃度を調整する。通常，出生体重＜1,000 gの児は5〜7.5％で，それより体重の大きい児は10％でよい。

低血糖気味で逆に糖濃度を上げる必要のある児もいるかも知れない（⇒D-2）。臨床的に浮腫やうっ血を認めなければ，輸液量を少し多めにする方法もある（120〜150 mL/kg/日）。

◆ナトリウム

利尿があり希釈性ではなく，血清Na値＜135 mEq/Lなら，生食を加える。

血清Na値＞150 mEq/Lであれば，生食を含まない輸液で10〜30 mL/kg/日増量する（⇒H-2）。

I

生後4日〜1週

◆カリウム

血清K値＜3.5 mEq/LであればKCLを加える。

◆カルシウム

グルコン酸カルシウム（カルチコール®）を投与され，血清Ca値が正常化した児では減量する。

逆に低Ca血症の顕在化する児もいるので注意する（☞I-2）

表I-1 輸液内容（生後4日～1週）

グルコース液（5～10％）に，以下を加える	
血清Ca値＜7 mg/dL	カルチコール®（3～5 mL/kg/日）投与
血清Na値＜135 mEq/L	グルコース40 mL＋生食10 mL
血清K値＜3.5 mEq/L	グルコース40 mL＋KCL（1 mEq/mL）0.5～1 mL
血清Na値＜135 mEq/L かつ 血清K値＜3.5 mEq/L	グルコース40 mL＋生食10 mL＋KCL（1 mEq/mL）　0.5～1 mL

＊早産児ではグルコースに生食，KCLを加えた輸液を用いる。早産児では肝臓での乳酸代謝が未熟なので，乳酸Naが含まれている維持輸液（ソリタ®，ソルデム®など）を使用するとアシドーシスが進む場合がある。成熟児では乳酸Naが含まれている維持輸液の使用も可能であろう。

3）経静脈栄養（☞H-1）

経腸栄養が進まない児では，投与を続ける。

4）ビタミンK

生後1週頃（日齢5～7）にビタミンK_2（ケイツー®N注，10 mg/2 mL/A）の2回目をivする。3回目以降の投与方法についてはガイドラインを参照にされたい[2]。

表I-2 体重別のケイツー®N注投与量（iv）

体重	＜1,000 g	＜1,500 g	≧1,500 g
量	1 mg（0.2 mL）	1.5 mg（0.3 mL）	2 mg（0.4 mL）

成熟していて体重も大きく経腸栄養が進んでいる児なら（高浸透圧なので未熟児では壊死性腸炎の危険がある），経管や経口からケイツー®シロップ（2 mg/mL）の投与も可能である。

表I-3 体重別のケイツー®シロップ投与量（経口）

体重	＜1,500 g	≧1,500 g
量	1.5 mg（0.75 mL）	2 mg（1 mL）

I-2 低カルシウム血症（遅発型）

遅発型低Ca血症は生後4〜10日に発症する。定義は血清Ca値<7 mg/dLであり，テタニー症状を呈する。

1）検査

副甲状腺機能低下によるものが多い。一過性副甲状腺機能低下症，副甲状腺機能亢進症の母からの出生，DiGeorge症候群などがある。副甲状腺ホルモン値を調べる。

ほかには，低Mg血症，高リン血症，腸管のCa吸収不全などを調べる。

2）治療

〈症状のある児〉

◆グルコン酸カルシウム（カルチコール®）

生食で2倍に希釈した1〜2 mL/kgを緩徐にivする（1 mL/分で）。徐脈に注意する。その後3〜5 mL/kg/日をdivする。

メイロン®，赤血球液，FFPとは混ぜない。点滴漏れによる組織壊死に注意する。

〈症状のない児，症状が治った児〉

◆乳酸カルシウム（1 g中にCaとして130 mg含有）

Caとして45〜90 mg/kg/日を授乳回数で分割して経口投与する（分6〜分8）。

◆ビタミンD（アルファロール®）

効果が乏しいときに追加する。初期量0.1 μg/kg/日，維持量0.03 μg/kg/日を1日1回で内服する（0.01 μg/1滴である）。尿Ca/Cr比<0.5を目安に投与量を調整する。

I-3 低血糖症（⤷C-13, D-2）

　十分な授乳量なのに血糖値が低い，血糖値管理のため輸液量や糖濃度を下げられない低血糖を経験する。Light-for-date児に多い。先天性高インスリン血症にも注意したい[3,4]。

1）診断

　日本小児内分泌学会による高インスリン血性低血糖症の診断基準[5,6]は，低血糖時に①高インスリン血症（IRI 2～5 μIU/mL以上），②遊離脂肪酸低値（＜1.5 mmol/L），ケトン体低値（βヒドロキシ酪酸＜2.0 mmol/L）であり，血糖を正常に保つためのグルコース静注量が6～8 mg/kg/分以上である。

2）治療

◆ヒドロコルチゾン（ソル・コーテフ®）

　ヒドロコルチゾンを5 mg/kgでivし，その後は5 mg/kg/日を分2～4でivする。3日継続して漸減する。1～2回のivで血糖値が安定することもある。

◆ジアゾキシド（ジアゾキシドカプセル®）

　高インスリン血性低血糖症には，ジアゾキシドを8～15（5～10で開始）mg/kg/日，分2～3で投与する。

I-4 けいれん（⤷E-2, G-9）

　この時期には遅発型低Ca血症によるけいれんがある（⤷I-2）。生後3～10日（ピークは6日）に起こる[7]。神経学的な予後は良好である。

　また生後5日頃（3～7日が95％）に起こる良性特発性新生児けいれん（5日目発作fifth day fits）がある[7]。亜鉛欠乏によると考えられている。予後良好で，発達は正常である。

1）管理・治療（⤷E-2）

文献

1) 低出生体重児の新生児マス・スクリーニング検体の採血時期に関する指針．日未熟児新生児会誌16：230，2004
2) 日本小児科学会新生児委員会：新生児・乳児ビタミンK欠乏性出血症に対するビタミンK製剤投与の改訂ガイドライン（修正版）．日小児会誌115：705-12，2011
3) 水本 洋，明石良子，中田昌利，他：一過性新生児高インスリン血症5例の病態と管理方針に関する考察．日小児会誌114：975-80，2010
4) 川北理恵，杉峰啓憲，長井静世，他：本邦における先天性高インスリン血症の実態調査．日小児会誌115：563-9，2011
5) 長谷川奉延，田中 敏，神崎 晋，他：高インスリン血性低血糖の診断と治療ガイドライン．日小児会誌110：1472-4，2006
6) 日本小児内分泌学会，日本小児外科学会：先天性高インスリン血症診療ガイドライン，2016
7) 渡辺一功：新生児痙攣．小児科MOOK 50：88-98，1987

J. 生後1〜2週

この時間帯のポイント

- 栄養は順調に増量できているか。
- 無呼吸はないか，壊死性腸炎を疑わせる腹満はないか。
- 点滴があるうちは，1日に1回，血糖，Na，K，Cl，CRP，Ht，ビリルビンを検査する。
- 生後2週目に，血液で，白血球数と分画，赤血球数，Hb，Ht，血小板数，血糖，TP，Alb，AST，ALT，BUN，Cr，CK，LDH，Ca，P，ALP，Na，K，Cl，CRP，ビリルビン，フェリチン，尿で，一般，沈渣，浸透圧を調べる。
- 生後7〜14日の間に頭部エコー検査も行う。

J-1 輸液（⇨C-11，G-1，H-1，I-1）

1）輸液量

経腸栄養の量＞100 mL/kg/日になれば点滴を止めても可能だが，120 mL/kg/日くらいまでは点滴もあると血糖管理の点から心強い。

2）輸液内容

採血してNa，K，Ca値で輸液内容を決めるが，生食やKCLを追加した輸液になる児も多いだろう。低Ca血症にも注意する（⇨I-2）。

表J-1　輸液内容（生後1〜2週）

グルコース液（5〜10％）に，以下を加える	
血清Ca値＜7 mg/dL	カルチコール®（3〜5 mL/kg/日）投与
血清Na値＜135 mEq/L	グルコース40 mL＋生食10 mL
血清K値＜3.5 mEq/L	グルコース40 mL＋KCL（1 mEq/mL）0.5〜1 mL
血清Na値＜135 mEq/L かつ 血清K値＜3.5 mEq/L	グルコース40 mL＋生食10 mL＋KCL（1 mEq/mL）0.5〜1 mL

J-2 脳室内出血（⇨C-16，G-7）

在胎週数＜30週の未熟児では，脳室内出血のスクリーニングのために生後7〜14日の間に脳エコー検査が勧められている[1]。これは次項のPVLのスクリーニングも兼ねている。

J-3 脳室周囲白質軟化症（PVL）（⇒C-17, G-8, K-1）

出生前後に受傷したPVLは生後2週頃からはっきりしてくる。嚢胞の発見は日齢7〜80に分布し、生後3〜5週頃に多い[2]。わが国における近年の報告では、極低出生体重児の3％にみられる[3]。

1）検査

〈脳エコー〉

脳エコー検査で、径3 mm以上の嚢胞を示すものをcystic PVLとする。径3 mm未満の例、PVE3度や持続性（prolonged）PVE2度でcystic PVLに移行しない例はPVL疑診例とよぶ。エコーでのcystic PVLの所見を以下のように記載すると臨床像との関係が明確になる。

表J-2 脳室周囲白質軟化症の診断基準（平成9年厚生省研究班）

どの部位にあるのか	側脳室三角部周囲白質（O） 側脳室体部周囲白質（P） 側脳室前角周囲白質（A）
片側性か，両側性か	片側性，両側性
両側性なら左右対称か	対称性，非対称性

この時期は脳エコー検査での診断が有用であるが、エコー検査で診断できないPVLがおよそ1/3とされる[4,5]。そのため退院前のMRI検査は必要である[1]（⇒L-1）。

PVLは脳性麻痺（CP）の主要な原因疾患であり、とくにcystic PVLの例では約60％にCPを認める[6]。

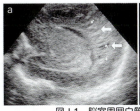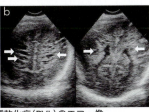

図J-1 脳室周囲白質軟化症（PVL）のエコー像

a：日齢26、側脳室三角部から体部に櫛状にPVLがある。
b：日齢35、広範囲に櫛状から嚢胞状にPVLを認める（aと同一症例）。

J-4 高ビリルビン血症（特発性黄疸）（⇒C-18, F-3, G-5, H-4, K-10）

日齢8以降の光線療法の治療基準がない。そこで日齢7の基準をスライドさせて管理している。値が開始値より2〜3 mg/dL下回ったら止めている。

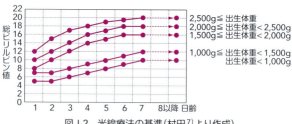

図J-2 光線療法の基準（村田[7]より作成）

1）超早産児の黄疸管理（⇒F-3）

とくに超早産児では，生後1週以降のビリルビン値が高いと慢性ビリルビン脳症のリスクがある。光線療法の新基準が提唱されている[8]。

表J-3 光線療法・交換輸血の治療のための新基準案[8]

在胎週修正週	TB値基準（mg/dL）					UB値基準（μg/dL）
	<24時間	<48時間	<72時間	<96時間	<120時間	120時間〜	
22〜25	5/6/8	5/8/10	5/8/12	6/9/13	7/10/13	8/10/13	0.4/0.6/0.8
26〜27	5/6/8	5/9/10	6/10/12	8/11/14	9/12/15	10/12/15	0.4/0.6/0.8
28〜29	6/7/9	7/10/12	8/12/14	10/13/16	11/14/18	12/14/18	0.5/0.7/0.9
30〜31	7/8/10	8/12/14	10/14/16	12/15/18	13/16/20	14/16/20	0.6/0.8/1.0
32〜34	8/9/10	10/14/16	12/16/18	14/18/20	15/19/22	16/19/22	0.7/0.9/1.2
35〜	10/11/12	12/16/18	14/18/20	16/20/22	17/22/25	18/22/25	0.8/1.0/1.5

値は，Lowモード光線療法/ Highモード光線療法/交換輸血の適応基準を示す。

J-5 無呼吸 (⮕ G-10, K-2)

経腸栄養が順調であれば，静脈内投与から内服に変更する。自然回復する無呼吸が1日数回になったら中止する。未熟児無呼吸発作は修正34 ～ 36週頃には消失することが多いが，修正43週まで残る例もある[9]。

1）治療

〈薬物療法〉

◆テオフィリン（アプネカット®）

キサンチン系薬の投与を受けているなら，維持量として2 ～ 6 mg（=0.5 ～ 1.5 mL）/kg/日を1日2 ～ 3回に分け，投与する。

キサンチン系薬の投与を受けていないなら，初回量として4 ～ 6 mg（=1 ～ 1.5 mL）/kgを投与し，8 ～ 12時間後から維持量を投与する。

◆カフェイン（レスピア®）

維持量として5 ～ 10 mg/kg/日を1日1回投与（半減期が長い）。中毒域に達しにくく，副作用は少ない。

J

生後1～2週

J-6 壊死性腸炎(NEC)・限局性小腸穿孔(FIP)

経腸栄養を進めていくなかで,未熟児,とくに超低出生体重児の壊死性腸炎(NEC)と限局性小腸穿孔(FIP)に注意する。

NECは感染が原因と考えられ,頻度はNICU入院児の約0.2%であるが,超低出生体重児が3/4を占め,超低出生体重児に限ると1〜2%の発症となる。発症すると死亡率は約1/2〜1/3と高い。80〜90%が授乳後に発症し,診断は生後1〜2週間でなされる。FIPは未熟性に加え局所の血流障害や筋層の先天性欠損のかかわりが疑われている。NECとFIPで鑑別できない例も多い[10〜12]。

人工乳栄養に比べ母乳栄養はNECの発症率低減に有効である[13]。Mother's own milk(50%以上が望ましい:母乳>人工乳)の児[14],完全母乳(mother's own milk and/or donor human milkで100%)の児[15]では,NECの発症が有意に低かった。

1)診断

消化管症状として,腹満が目立つ(パンパン,テカテカ,触ると嫌がる),胃吸引量が増える,それが胆汁性になる,粘血便が出る,などがある。FIPでは下腹部や鼠径部に青色変化(blue abdomen)を呈する[12]。

ほかには無呼吸,徐脈,低血圧,代謝性アシドーシスなども伴う場合がある。

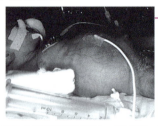

図J-3 壊死性腸炎
腹部がぽったりしているというよりも,パンパンに張り,テカテカしている。毛細血管も怒張する。暗緑色に見えると穿孔も考える。

NECの腹部X線写真は,①拡張した腸管ガス像(第1腰椎の直径より大きいガス像),②動かない腸管ガス像,③gasless abdomen,進行すると,④門脈内ガス像(portal vein gas),⑤腸管壁内ガス像(pneumatosis intestinalis)などがある。穿孔すると腹腔内に⑥free air*があるが,腹部X線写真で確認できるのは約2/3である[16]。

FIPの腹部X線写真は,①腸管ガス像が減少し,②free airを認める。

病期分類	X線写真	治療	生存率
Stage I (疑い)	軽度イレウス像と腸管拡張	内科的	100%
Stage II (確定)	著明なイレウス像, 腸管浮腫, 腹水, 固定した腸管ガス像, 腸管壁内ガス像, 門脈内ガス像	内科的	96%
Stage III (進行)	上記 ＋ 腹腔内遊離ガス像	外科的	50%

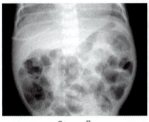

Stage II
拡張したガス像, 泡状の腸管壁内ガス像が回盲部付近にある。

Stage III
Gasless abdomenであったが, free airが正中部に確認された。

図J-4　腹部X線写真からのNECの病期分類[17]

2）治療

腹部所見, X線写真所見, 経腸栄養の消化具合などから総合的に敏感に診断する。疑ったら迷わずに治療する。

〈減圧〉

禁乳とし, 太めの胃管で持続吸引し減圧する。

〈感染管理〉

NECではクレブシエラ, エンテロバクター, 大腸菌, CNS, クロストリジウム, 緑膿菌などが原因としてあげられ[12], それらを狙って抗菌薬を投与する。嫌気性菌を考慮してクリンダマイシン（ダラシン®）も勧められる[18]。FIPでも約半数で腹水にブドウ球菌が検出され, 耐性菌も多い[12]。

穿孔例の死因には敗血症も関与する。原因として細菌だけでなく真菌（Candida）もあるので[19], 抗真菌薬の静脈内投与も勧められる。また抗真菌薬の消化管内投与が抗真菌作用以外に抗サイトカイン作用を示し, NECやFIPの罹患率を下げ, 臨床的に有効との報告がある[12]＊＊（⇒N-15）。

そのほかではDIC管理（⇒N-4, P-1）, 血小板輸血（⇒C-22）,

交換輸血(⇒N-4)も必要な例がある。

〈全身管理〉

全身や腸管の循環動態を改善，安定させるために，カテコールアミン，volume expanderを積極的に投与する(⇒C-14)。アシドーシスも補正する(⇒C-12)。

禁乳のため中心静脈ラインから経静脈栄養を行う(⇒H-1)。

〈外科療法〉

NECでは外科処置に踏み切るタイミングは難しいが，積極的内科的治療にもかかわらず24時間たっても改善しなければ，外科的介入も考慮すべきとされる[11]。穿孔は2～3週頃に多い[12,19]。

FIPではfree airが確認されたとき，あるいはfree airがなくてもblue abdomenが増悪したときには緊急手術が選択される[12,19]。穿孔は生後1日～2週頃に認められた[12,19]。

腹腔内ドレナージ術，壊死腸管切除術，腸瘻設置術や吻合術などが施行される[19]。

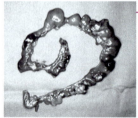

図J-5 壊死性腸炎
摘出された腸管では広範囲に壊死病変を認めた。

クリニカルメモ
* 消化管穿孔のためのfree airが腹部X線写真正面像ではわからず，側面像(cross-table view)，横向きの前後像(lateral decubitus view)で確認される場合もある。
** 26週未満の超低出生体重児では，抗真菌薬の消化管内投与で腸管カンジダ症が管理できるとの報告がある[20]。方法には次の2方法がある。
  ①ミコナゾール(FLORID®-F)注射薬6～10 mg/kg/日，3～6回に分け3週間胃内に投与
  ②アムホテリシンB注射薬0.25～1 mg/kg/日，3～6回に分け3週間胃内に投与

文献

1) Ment LR, Bada HS, Barnes P, et al：Practice parameter：neuroimaging of the neonate：report of the Quality Standards Subcommittee of the American Academy of Neurology and the Practice Committee of the Child Neurology Society. Neurology 58：1726-38, 2002

2) 藤本伸治，加藤稲子，岡嶋一樹，他：脳室周囲性白質軟化症 32 例の臨床的検討．日新生児会誌 26：818-23，1990

3) 周産期母子医療センターネットワーク共通データベース解析報告（2014）

4) 戸苅 創：脳室周囲白質軟化症（PVL）の成因と治療に関する研究．平成8年度厚生省心身障害研究「新生児期の疾患とケアに関する研究」．35-9，1997

5) 藤本伸治，戸苅 創：脳室周囲白質軟化症．小児診療 62：1756-60，1999

6) Beaino G, Khoshnood B, Kaminski M, et al：Predictors of cerebral palsy in very preterm infants：the EPIPAGE prospective population-based cohort study. Dev Med Child Neurol 52：e119-25, 2010

7) 村田文也，井村総一，木内巻男，他：新生児高ビリルビン血症の光線療法―臨床的諸問題．小児外科内科 5：301-11，1973

8) 森岡一朗，岩谷壮太，黒川大輔，他：インタクトサバイバル時代の早産児の黄疸管理・治療とアンバウンドビリルビン．日小児会誌 121：1491-9，2017

9) Eichenwald EC, Aina A, Stark AR：Apnea frequently persists beyond term gestation in infants delivered at 24 to 28 weeks. Pediatrics 100：354-9, 1997

10) 志村浩二：新生児壊死性腸炎の現状．日未熟児新生児会誌 9：1-7，1997

11) 志村浩二：壊死性腸炎．小児診療 62（増刊）：589-91，1999

12) 向井 基，茨 聡，丸山有子，他：超低出生体重児の消化管穿孔―術前術後管理の諸問題．日周産期・新生児会誌 42：775-8，2006

13) Maffei D, Schanler RJ：Human milk is the feeding strategy to prevent necrotizing enterocolitis! Semin Perinatol 41：36-40, 2017

14) Sisk PM, Lovelady CA, Dillard RG, et al：Early human milk feeding is associated with a lower risk of necrotizing enterocolitis in very low birth weight infants. J Perinatol 27：428-33, 2007

15) Hair AB, Peluso AM, Hawthorne KM, et al：Beyond necrotizing enterocolitis prevention：Improving outcomes with an exclusive human milk-based diet. Breastfeed Med 11：70-4, 2016

16) 側島久典：新生児壊死性腸炎．周産期医 29（増刊）：581-7，1999

17) 新井順一：壊死性腸炎．Neona Care 9：1092-7，1996

18) 猪谷康史：新生児の消化管穿孔．周産期医 31（増刊）：530-1，2001

19) 五味 明，大橋祐介，杉山彰英：当大学における超低出生体重児消化管穿孔例の現況．日周産期・新生児会誌 42：769-74，2006

20) 北島博之：NICU における院内感染対策．小児科 48：197-204，2007

K. 生後2週以降

この時間帯のポイント

- この時期までくるとルーチンの検査は1回/週くらいで構わない。血液では，白血球数と分画，赤血球数，Hb，Ht，血小板数，血糖，TP，Alb，AST，ALT，BUN，Cr，CK，LDH，Ca，P，ALP，Na，K，Cl，CRP，ビリルビン，フェリチン，尿では，一般，沈渣，浸透圧を検査する。
- PVLのチェックを続け，未熟児網膜症，未熟児貧血，未熟児くる病のチェックを始める。
- 生後1か月頃にビタミンKを投与する。
- 低出生体重（＜2,000 g）のガスリー再検は，①生後1か月，②体重≧2,500 g，③退院，のいずれか早い時期に行う[1]。
- 経口哺乳が確立できれば胃管を抜いて，保育器からコットへの移床も可能になる。
- ポジショニング，タッチケア，カンガルーケアなどで児にとっての好環境をつくりたい[2〜4]。

K-1 脳室周囲白質軟化症（PVL）（⇨C-17，G-8，J-3）

出生前後に受傷したPVLは生後2週頃からはっきりしてくる。嚢胞の発見は日齢7〜80に分布し，生後3〜5週頃に多いので，PVLのチェックのために脳エコー検査を行う。さらに修正36〜40週頃の頭部MRI検査も勧められる[5]（⇨L-1）。

K-2 無呼吸（⇨G-10，J-5）

退院が近くなっても無呼吸が続く児を経験するが，経過観察だけで軽快し予定より遅れながら退院することが多い。遷延する場合は，中枢神経奇形，咽喉頭部異常，嚥下協調障害などを疑い，必要に応じて精査を行う場合がある（胃食道逆流と無呼吸との関連性については意見が分かれている[6,7]）。

K-3 未熟児貧血

1,000 g の児で採血された約 2 mL の血液は，50 kg の成人では約 100 mL に相当する。不要，過剰な採血は慎みたい。

1）治療

〈薬物療法〉

◆エリスロポエチン（エスポー®，エポジン®）

200 IU/kg（750 IU/0.5 mL なら約 0.13 mL/kg）を週 2 回，皮下注射する。効果発現までに約 2 週間と時間がかかるため，貧血の進行を考慮し早めに開始する。

早期投与（日齢 8 までに開始）では未熟児網膜症が増加する[8]。後期投与（日齢 8 以降に開始）は輸血回数や輸血量は有意に減少するが，未熟児網膜症発症には有意差はないものの多い傾向にあったとされる[9]。

極低出生体重児では，Hb 値＜12 g/dL が始める目安であり Hb 値が 10 g/dL 前後で臨床症状が安定したら中止の目安である（それまでに退院してしまう場合もある）。

◆鉄剤（インクレミン®シロップ）＊

生後 2 〜 4 週頃，経腸栄養が 100 mL/kg/日を超えたら，鉄で 2 〜 6 mg（インクレミン®シロップで 0.33 〜 1.0 mL）/kg/日を投与する。鉄欠乏性貧血や輸血が回避される[10]。生後 2 週から 3 mg/kg/日，生後 4 週から 6 mg/kg/日を投与する方法もある。フェリチン値＞150 μg/dL を目標とし，＞250 μg/dL で中止する[11]。

〈輸血療法〉（ C-19）

未熟児貧血であれば，できるだけ輸血は避けたい。Hb 値≦ 7 g/dL まで我慢する。しかし Hb 値＞7 g/dL でも，無呼吸や徐脈（≧ 10 回/日），持続的頻脈（≧ 160 〜 180 回/分），持続的多呼吸（≧ 60 回/分），などがあれば輸血を考慮する。

◆赤血球液

赤血球液 10 〜 15 mL/kg を 1 〜 2 mL/kg/時間で投与する（赤血球液 10 mL/kg の投与で Hb 値が約 3 g/dL 上昇する）。

クリニカルメモ ………………………………………………
＊生後 2 週までは鉄を投与すべきではないとされる。未熟児の antioxidant system は未熟なため，鉄の過剰投与は oxidant stress 関連疾患（ROP，CLD）の発症のリスクである。また鉄はラクトグロブリンと一緒に腸管から吸収されるので，早期大量投与は感染のリスクがある。

K-4 未熟児網膜症

　未熟児網膜症は未熟性に起因し，超低出生体重児の86.1％に発症し，41％が治療＊を受けている[12]。超低出生体重児では両眼失明（約2％），片眼失明（約1％），弱視（約13％）など視力障害を認めるが，その主因疾患である[13]。

1）検査対象

　米国では「出生体重＜1,500 g未満または在胎週数≦32週の児」，「人工呼吸管理などを受け未熟児網膜症のリスクと考えられる1,500 g≦出生体重＜2,000 gまたは在胎週数＞32週の児」は，スクリーニングを受けることが推奨されている[14]。

　日本では「在胎34週未満，出生体重1,800 g以下，あるいは高濃度酸素を使用された児，手術を受けた児など」を対象とする施設もある[13]。

2）検査時期

　スクリーニングの開始時期が受胎後31 〜 33週では，より未熟な児では手遅れになる可能性が指摘され，「在胎28週未満では修正31週から，在胎28週以上では生後4週」で検査をするほうが望ましいとされる。

　日本では，「在胎26週未満なら修正29週から，在胎26週以上なら生後3週」には初回検査を行うことが勧められている[13,15]。

表K-1　未熟児網膜症の検査対象と時期[16]

対象	出生体重＜1,800 gまたは在胎週数＜34週の児
	高濃度酸素投与（＞40％）を受けた児
時期	在胎週数＜26週：受胎後29週を過ぎたら
	在胎週数≧26週：生後3週を過ぎたら

わが国での調査ではROPのスクリーニング基準には施設間でばらつきがあったが，上記の基準が推奨されている。加えて呼吸・循環が不安定でROPのリスクと考えられた症例はスクリーニングをすべきである。

クリニカルメモ

＊　レーザー治療で進行を抑えられず網膜剥離になった場合は強膜内陥術や硝子体手術を行う。Stage 4Aに対する硝子体手術では良好な成績が報告されている。また，抗VEGF抗体であるbevacizumabを硝子体内に投与して治療する報告もあるが，施行には倫理委員会の承認や保護者のインフォームド・コンセントを得る必要がある[13,17,18]。

＊＊完全母乳（mother's own milk and/or donor human milkで100％）の児では，未熟児網膜症の発症が有意に低かったとの報告がある[19]。

K-5 未熟児骨減少症（未熟児くる病）

胎児の骨化の約80％は妊娠第三半期に起こるため，早産児ではミネラル（Ca，P）の蓄積が不足した状態で出生する[20]。さらに出生後のミネラル摂取不足が加わり，骨吸収が促進されることで未熟児骨減少症を呈する。

1）診断

血清ALP，Ca，P，Cr，尿中Ca，P，Crを1〜2週に1回検査し，手関節のX線写真を月に1回撮影する。

骨代謝マーカーである血清ALP値が高値であり（＞6×成人の正常上限値），血清P値が低値（＜5 mg/dL），％TRP（尿細管リン再吸収率）が高値（＞99％）なら，P不足と考える[21]。ただし，亜鉛欠乏の場合には血清ALP値は上昇しないため注意が必要である。

$$\%TRP = \left(1 - \frac{尿P \times 血Cr}{血P \times 尿Cr}\right) \times 100$$

骨変化は，橈骨遠位部，尺骨遠位部，上腕骨近位部などの成長の盛んな箇所に著しい。手関節X線写真で，橈骨遠位部，尺骨遠位部の所見から重症度を評価する[22]。骨変化は，予備石灰化層の減少や消失，不鮮明化，杯状変化（cupping），開大（flaring），刷毛状変化（fraying）などがある。

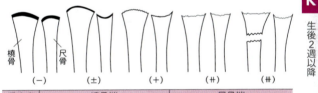

重症度	橈骨端	尺骨端
−	正常	
±	予備石灰化層減少あり	cupping軽度あり
＋	cuppingなし，flaringなし	cuppingあり，flaringあり，予備石灰化層が不明瞭
＋＋	cupping著明あり，flaring著明あり，frayingあり	
＋＋＋	＋＋に骨折伴う	

図K-1　手関節X線写真による重症度分類[22]

2）治療

〈栄養〉

母乳栄養児では，母乳強化物質（HMS-1®，HMS-2®）＊の添加を行う[23]。人工栄養児ではCa，Pが強化されている未熟児用調整粉乳を用いる。

〈薬物療法〉

◆リン（ホスリボン®）

病態に沿えばP補充が第一選択である。1包0.48 g中に100 mgのPを含有する。Pとして20〜40 mg/kg/日を1日数回に分割して投与する。

◆ビタミンD（アルファロール®）

リンを投与しても血清P値が上がらない場合，P投与による相対的Ca不足での副甲状腺機能亢進がある。

血清Ca低値なら，アルファロール®を0.05〜0.1 μg/kg/日，1日1回投与する。尿中Ca/Cr比≧0.5はビタミンD過剰が疑われるので中止する。

◆乳酸カルシウム

1 g中に130 mgのCaを含有する。尿中Ca低値もあるなら，Caとして45〜90 mg/kg/日を1日2〜4回に分割して投与する。

> クリニカルメモ ……………………………………………………
> ＊森永乳業から販売されている。30 mLの母乳に1包添加することで，Ca，P，Na，蛋白質などが強化される。医薬品ではないので保険請求できない。病棟で負担するか，家族に買ってもらい病棟で預かり，投与する。

K-6 慢性肺疾患（CLD）

新生児慢性肺疾患は1960年に報告されてから，肺サーファクタントや母体や新生児へのステロイド投与，非侵襲的な呼吸管理法などにより，病像は変遷してきている。しかし，その頻度は極低出生体重児の30％前後で年次推移もかわらない[24,25]。CLD合併児は身体発育や神経学的発達が遅れる，重症例では学齢期の呼吸機能にも影響を及ぼすとされ[26,27]，新生児医療の大きな課題といえる。

1）診断

厚生省研究班の定義は「先天奇形を除く肺の異常により酸素投与を必要とするような呼吸窮迫症状が新生児期に始まり日齢28を超えて続くもの」であり，これは修正36週での酸素投与を基準とする欧米とは異なる＊。日齢28で診断したものをCLD28，修正36週でのものをCLD36と区別することもある。

RDS，子宮内炎症，胸部X線写真所見からCLDは7型に分類される。子宮内炎症は，肉眼的および病理学的な絨毛膜羊膜炎や臍帯炎の存在，高IgM血症（＞30 mg/dL）などからその有無を判断する。胸部X線写真では，泡沫状陰影もしくは不規則索状，気腫状陰影などの有無を読影する。胎盤のヘモジデローシスの所見を加えた修正も提案されている[28]。

Ⅰ，Ⅲ型の死亡率は約10％と高く，在宅酸素療法に至った例も約30％と高い[24]。

表K-2　慢性肺疾患の分類[25,28]

型	RDS	子宮内炎症	日齢28以降の胸部X線 泡沫状/気腫状陰影	割合（％）
Ⅰ	＋	－	＋	24.0
Ⅱ	＋	－	－	39.3
Ⅲ	－	＋	＋	13.4
Ⅲ'	－	＋	－	4.7
Ⅳ	－	不明	＋	4.4
Ⅴ	－	－	－	11.2
Ⅵ	上記いずれにも分類されないもの			3.0

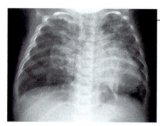

図K-2　I型の慢性肺疾患
在胎26週，RDS後に慢性肺疾患となり，鼻カニューレで酸素投与を必要とした。索状の陰影が上肺野に，気腫状陰影が下肺野にある。

2）治療
〈水分制限〉

傷んだ肺組織は浮腫をきたしやすく，呼吸状態を悪化させる。過剰な水分投与は避けなくてはいけない。当院では十分な栄養量を与え，肺の修復を支えるために強化母乳160 mL/kg/日を基本としている。X線上，肺野の透過性低下が進む場合には利尿薬の投与を行う。

授乳量を制限する場合でも（＜150 mL/kg/日），カロリーは維持したい。人工乳であれば濃くする，MCTオイルで補うなどの工夫がある（8.3 kcal/mL，0.5〜2.0 mL/kg/日を分8）。

〈呼吸管理〉（ C-2）

肺損傷を避けるように心がけたい。生後早期はSIMVで管理する。サーファクタントが十分に効いたあとは1回換気量を参考に，短い吸気時間，低い換気圧に設定する。急性期を過ぎ循環動態が安定したあとは，HFOも積極的に使用している。

Permissive hypercapniaとしてPCO_2 55 mmHg前後を目標とする。在胎22〜24週の例や早期から気腫を呈する例では，代謝性にアシドーシスが代償されていれば，PCO_2 55〜65 mmHgも許容している。

肺コンプライアンスが低く体動の刺激や気管内吸引などで肺が虚脱してしまう場合には，PEEPを高め（6〜7 cmH_2O）に，吸気時間を長めに調節する。

酸素毒性を避けるためにSpO_2 85〜95％を目標とする。発達予後からはSpO_2 90％前半での管理がよいとの報告がある[29]が，一方でdevelopmental careの観点から現実的な設定でのアラーム回避にも留意する。

呼吸状態の悪化因子に胃食道逆流や誤嚥が考えられる場合には十二指腸チューブ栄養を行う。

〈抜管〉

人工換気期間を短くするために，積極的に抜管の時期を探る。身体所見や肺コンプライアンス（＞0.6 mL/cmH$_2$O/kg）を参考にし，spontaneous breathing trial（SBT）を行う。

抜管と挿管を繰り返すことは喉頭浮腫や声門下狭窄を誘発し，抜管困難のリスクとなる。長期の人工呼吸管理も抜管に難渋する場合がある。喉頭浮腫による呼吸障害（症状のピークは抜管後6～12時間にある）を呈する例には，アドレナリンやデキサメタゾンの使用が有効な場合がある[30]。

表K-3　喉頭浮腫などへの対応

アドレナリン（ボスミン®）＋デキサメタゾン（デカドロン®）	
使い方	0.1％ボスミン®0.1 mL＋デカドロン®0.1 mL＋生食1 mLを吸入
デキサメタゾン（デカドロン®）	
使い方	喉頭浮腫が予測される例では，抜管前日からデカドロン®0.25 mg/kgを12時間ごとにivする方法もある[31]。

〈ステロイド〉

症状の増悪時（FiO$_2$＞0.3からさらに上昇が予想される場合など）に，ヒドロコルチゾン2～4 mg/kg/日（症状に応じて増減）を静注する。FiO$_2$やPCO$_2$の推移を参考に3日間前後の間隔で漸減中止する。デキサメタゾンは重症な症例に限定して使用する。症例に応じてフルチカゾンの吸入を行う[31,32]。

表K-4　呼吸障害増悪時の対応

ヒドロコルチゾン（ソル・コーテフ®）	
使い方	2～4 mg/kg/日，3日間，iv（効果がみられるまで）
デキサメタゾン（デカドロン®）[31]	
使い方	0.2～0.5 mg/kg/日，分2で3日間iv，taper不要でそのまま中止，症状が改善した時点でも中止
フルチカゾン（フルタイド®）[32,33]	
使い方	1回1 puff，1日2回

〈その他の薬物療法〉

◆利尿薬

フロセミド（ラシックス®）1 mg/kg/日を投与する。肺浮腫を軽減し肺コンプライアンスの増加を目的にする。腎へのCa沈着による結石のリスクがある。

◆無呼吸発作治療薬（☞G-10，J-5）

　換気条件を下げるためにも自発呼吸を利用したい。強い陥没呼吸となりシェアストレスによる増悪をきたさないように注意する。

◆去痰薬

　アンブロキソール（ムコソルバン®）を1 mg/kg/日（シロップなら0.3 mL/kg/日）で投与する。

◆エリスロマイシン：EM（エリスロシン®）

　少量投与（5〜10 mg/kg/日）する。少量投与では抗菌活性はなく，その使用目的は好中球，マクロファージ，リンパ球の活性化抑制，炎症性サイトカインの発現抑制などである。

クリニカルメモ

＊国内外でさまざまな分類が提唱されている。病態把握，治療，予後予測など，目的によって，使い分けることが必要である。以下にNICHD（National Institute of Child Health and Human Development）による定義を記載する。

表K-5　NICHDの慢性肺疾患定義[34]

	在胎32週未満	在胎32週以上
前提条件	生後28日での酸素使用	
評価時期	修正36週時，あるいは自宅退院時	生後56日，あるいは自宅退院時
重症度		
軽症BPD	酸素なし	
軽症BPD	30%未満の酸素使用	
軽症BPD	30%以上の酸素使用，あるいは陽圧呼吸（人工換気，CPAP）	

・肺実質障害を伴わない疾患（中枢性無呼吸など）に対する酸素使用や陽圧呼吸はBPDに含めない。
・評価時期前後での慢性的な酸素，陽圧呼吸使用を伴わず，評価時期の急性疾患のためだけに短期間の酸素使用，陽圧呼吸が必要な状態はBPDに含めない。
・ここでいう"酸素使用"は12時間/日以上の使用をさす。

＊＊完全母乳栄養（mother's own milk and/or donor human milk で100%）の児では，完全人工栄養（人工乳が100%）の児と比して，bronchopulmonary dysplasiaの発症が有意に低かったとの報告がある[19]。ほかにも，死亡率，壊死性腸炎，late-onset infection，未熟児網膜症などの発症率も低減させたと報告されている[19]。

K-7 高血糖症（⤷ E-3）

経腸栄養が主になった生後20日頃に空腹時血糖 > 150 mg/dL を呈する超低出生体重児がいる。臍や肝機能の未熟性，インスリン受容体不足，ストレス反応などによると考えられる。持続性高血糖症で重要なものは新生児糖尿病で，胎児発育遅延の児に生じることが多い。

1）分類

〈晩発性一過性高血糖〉

高血糖は7日以上続くが尿糖は陰性〜弱陽性で臨床症状（脱水，体重増加不良）がない。頻度は超低出生体重児の約9%で，最高血糖値は平均222 mg/dLであった[35,36]。

〈未熟児一過性糖尿病〉

尿糖は陽性〜強陽性で臨床症状があり，頻度は超低出生体重児の約3〜4%である。血糖値 > 250〜300 mg/dLが続き，最高血糖値も平均349 mg/dLと高い[35,36]。

2）管理・治療

〈晩発性一過性高血糖〉

治療を要さずに軽快する。経過観察でよい。

〈未熟児一過性糖尿病〉

速効型インスリン0.01〜0.1 U/kg/時間でdivする。治療期間は1週間以内17%，1か月以内25%，2か月以内17%，3か月以内33%，4か月8%と幅がある[35]。目標血糖値は，経腸栄養前で < 100〜150 mg/dL，経腸栄養後で < 150〜200 mg/dLである。

表K-6　インスリン療法

速効型インスリン（イスジリン®，ヒューマリン®R：1000 U/10 mL/V）	
作り方	1 mL＋生食99 mL＝インスリン1 U/mLを作り，その1 mL＋生食9 mL＝インスリン1 U/10 mLとする
使い方	0.01〜0.1 U/kg/時間→0.1〜1.0 mL/kg/時間，div
備考：このインスリン濃度なら輸液チューブへのインスリン吸着による臨床上の問題は少ないと思われる	

K-8 低ナトリウム血症

腎臓でのNa再吸収能の未熟性のため，低Na血症になりやすい。Naは神経細胞の成長に重要で，血清Na値＞135 mEq/Lを目標に補充したい[37,38]。血清Na値の最高値と最低値との差が大きい早産児は神経学的転帰が悪い[39]。

1）治療

〈NaCl〉

0.1 g/kg/日（10％NaCl注射液なら1 mL/kg/日）＝1.7 mEq/kgを，分4 or 8で経口投与する（必要に応じ2〜3倍まで増量可）。

K-9 晩期循環不全（急性期離脱後循環不全）

急性期を離脱した頃（多くは生後数週間），突然の低Na血症，乏尿，低血圧をきたす超早産児がみられる。副腎機能不全や下垂体機能不全などが疑われている[37,38,40]。

表K-7　早産児晩期循環不全診断基準[41]

Ⅰ．出生後数日以上を経過し
Ⅱ．呼吸循環動態が落ち着いた時期が存在した後
Ⅲ．明らかな原因なく
Ⅳ．突然以下のエピソードのいずれか1つ（血圧低下もしくは尿量減少）を認め
Ⅴ．昇圧治療を要した例

●エピソードとは
1. 血圧の低下：繰り返し測定した血圧がそれまでのおおよそ80％未満に低下
2. 尿量の減少（以下の3項目のいずれか）：
   a）8時間の尿量が半量未満に減少
   b）8時間の尿量が1 mL/kg/時未満に減少
   c）4時間排尿が確認できない（ただし尿閉は除外する）
●明らかな原因とは
失血，敗血症，症候性PDA，IVH，NECなど循環動態に影響を及ぼすと考えられる病態をさす
●また本病態は下記の参考所見を合併することが多く，診断の参考とする
1）胸部X線所見：肺水腫様変化
2）Na＜130 mEq/LまたはNa値5 mEq/L以上の急な低下
3）K＞5.5 mEq/L
4）15 g/kg/日（または1.5％/日）を超える体重増加

1）管理・治療

カテコールアミンを投与し，容量を負荷しても血管外に漏出し循環血液量が回復しない症例には，以下の治療を行う。時機を逸すると，治療に苦労する。

〈薬物療法〉

◆ヒドロコルチゾン

生理的補充量の1～2 mg/kgを静注[41,42]

→2時間で効果判定し反応不良であれば同量を追加

→さらに2時間後でも無効であれば5～7 mg/kg/回[40～42]

に増量して追加（この場合2 mg/kg/日で継続投与し漸減する）

◆バソプレシン

上記治療に不応時に投与を考慮する。末梢血管抵抗が上昇するため十分な心機能のサポートを行う。

表K-8　晩期循環不全の治療

ヒドロコルチゾン（ソル・コーテフ®）		
使い方	通常時	1～2 mg/kg/回，iv，2時間で効果判定
	重症時	5～7 mg/kg/回，iv
備考：単回投与で効果が一時的であれば数日間継続投与し漸減中止する		
バソプレシン（ピトレシン®：20単位/1 mL/A）		
作り方	1 mLを生食9 mLで溶いて10倍に希釈 このうち1 mL×体重kg＋生食＝計20 mLとする	
使い方	0.01～0.04単位/kg/時間→0.1～0.4 mL/時間，div	

K-10 高ビリルビン血症（遷延性黄疸）(⤷C-18, F-3, G-5, H-4, J-4)

黄疸が再び強くなる場合，感染症，肝炎，胆道閉鎖症，クレチン症，ガラクトース血症，シトルリン血症などがないかを確認しよう。

長引く黄疸には母乳性黄疸もある。生後1週頃から20 mg/dL前後のビリルビン値が数週間続く成熟児も経験する。(通常の管理を受けているわが国の新生児では)母乳性黄疸によるビリルビン脳症の報告はなく，母乳の一時中止は必要ないと考えている。

K-11 経口哺乳

チューブ栄養から経口哺乳への切り替えは，①人工呼吸器からの離脱，②投与酸素濃度が25％以下，③無呼吸の減少などが確認できたら行う(修正35週前後になる)。カンガルーマザーケアから直接授乳を開始するのがよい。哺乳びんでの授乳と比べ，直接授乳のほうが徐脈や酸素飽和度低下が少ないとされる[43]。コップ授乳やニップルシールドの使用も選択される[44]。

K-12 嘔吐 (⤷D-3)

経口哺乳が上手でないと呑気による腹満や嘔吐が多く，ほかには飲み過ぎによる過量哺乳症候群もある。

病的嘔吐はまれではあるが，この時期では，胃軸捻転，肥厚性幽門狭窄症，胃食道逆流，腸回転異常，鼠径ヘルニア嵌頓，感染症，代謝疾患などが鑑別としてあげられる。嘔吐物の性状(胆汁性，血性など)，嘔吐の回数，程度，その他の消化器症状(腹満や腸蠕動の有無，腹壁の色調など)，体重増加，全身状態などのチェックが大切である。

K-13 一過性心雑音

生後1か月頃から未熟児で心雑音が聴取されることが多い[45〜47]。心雑音は高調でLevine分類のⅡ度程度までの強さで，腋窩と背部へ比較的よく放散する特徴がある。数か月続くが，基本的には経過観察でよい。

1）検査

肺動脈の収縮期最高血流速度を測定すると，主肺動脈に比べ左右の肺動脈では1.5倍以上の増加を示す（左肺動脈に多い）。PDA閉鎖による肺動脈の収縮，肺動脈の発達遅延に伴う肺動脈分岐部狭窄などが考えられている。

文献

1) 戸苅 創, 楠田 聡：低出生体重児の新生児マス・スクリーニング検体の採血時期に関する指針. 日未熟児新生児会誌16：108, 2004

2) 堀内 勁：赤ちゃんと家族に優しいケアー新生児集中治療の人間化. 日小児会誌105：2-11, 2001

3) 側島久典：入院中の新生児のQOL. 小児科43：403-10, 2002

4) ナタリー・シャルパック；永井周子(訳)：小さく生まれた赤ちゃんのカンガルーケア. メディカ出版, 2009

5) Ment LR, Bada HS, Barnes P, et al：Practice parameter：neuroimaging of the neonate：report of the Quality Standards Subcommittee of the American Academy of Neurology and the Practice Committee of the Child Neurology Society. Neurology58：1726-38, 2002

6) Peter CS, Sprodowski N, Bohnhorst B, et al：Gastroesophageal reflux and apnea of prematurity：no temporal relationship. Pediatrics109：8-11, 2002

7) Rossor T, Andradi G, Ali K, et al：Gastro-oesophageal reflex and apnoea：Is there a temporal relationship? Neonatology113：206-11, 2018

8) Aher DM, Ohlsson A：Early versus late erythropoietin for preventing red blood cell transfusion in preterm and/or low birth weight infants. Cochrane Database Syst Rev 10：CD004865, 2012

9) Aher DM, Ohlsson A：Late erythropoietin for preventing red blood cell transfusion in preterm and/or low birth weight infants. Cochrane Database Syst Rev 4：CD004868, 2014

10) Franz AR, Mihatsch WA, Sander S, et al：Prospective randomized trial of early versus late enteral iron supplementation in infants with a birth weight of less than 1,301 grams. Pediatrics106：700-6, 2000

11) 猪谷泰史：貧血. 小児診療62：1867-71, 1999

12) 平岡美依奈：未熟児網膜症. 周産期医36(増刊)：731-3, 2006

13) 齋藤雄太：未熟児網膜症. 周産期医46(増刊)：903-4, 2016

14) Section on Ophthalmology, American Academy of Pediatrics；American Academy of Ophthalmology；American Association for Pediatric Ophthalmology and Strabismus：Screening examination of premature infants for retinopathy of prematurity. Pediatrics117：572-6, 2006

15) 東 範行：未熟児網膜症. 日眼会誌116：683-702, 2012

16) 平田善章, 中村友彦：全国新生児医療施設における未熟(児)網膜症スクリーニング体制と治療の現状と課題. 日未熟児新生児会誌22：77-83, 2010

17) Azuma N, Ishikawa K, Hama Y, et al：Early vitreous surgery for aggressive posterior retinopathy of prematurity. Am J Ophthalmol142：636-43, 2006

18) Mintz-Hittner HA, Kennedy KA, Chuang AZ, et al：Efficacy of intravitreal bevacizumab for stage 3+ retinopathy of prematurity. N Engl J Med364：603-15, 2011

19) Hair AB, Peluso AM, Hawthorne KM, et al：Beyond necrotizing enterocolitis prevention：Improving outcomes with an exclusive human milk-based diet. Breastfeed Med11：70-4, 2016

20) 塚原宏一：カルシウム代謝・骨代謝. 河井昌彦, 楠田 聡(編)：新生児

内分泌ハンドブック，改訂2版，メディカ出版，138-51，2014

21) 本間洋子：未熟児くる病．周産期医31(増刊)：626-7，2001

22) 鈴鹿隆久：未熟児くる病．小児科MOOK 48：212-27，1987

23) 板橋家頭夫：低出生体重児の栄養の考え方．周産期医42(増刊)：489-92，2012

24) 藤村正哲：新生児慢性肺疾患の予防と治療に関する研究．平成9年度厚生省心身障害研究「新生児期の疾患とケアに関する研究」，39-41，1998

25) 藤村正哲：新生児慢性肺疾患 定義・歴史．周産期医44：993-1002，2014

26) 鈴木由芽，河野由美：新生児慢性肺疾患 長期予後．周産期医44：1099-102，2014

27) Hirata K, Nishihara M, Kimura T, et al：Longitudinal impairment of lung function in school-age children with extremely low birth weights. Pediatr Pulmonol52：779-86, 2017

28) 藤村正哲(監修)；森 臨太郎，田尻正滋(編)：科学的根拠に基づいた新生児慢性肺疾患の診療指針，改訂2版，メディカ出版，166-70，2004

29) BOOST-II Australia and United Kingdom Collaborative Groups. Tarnow-Mordi W, Stenson B, et al：Outcomes of Two Trials of Oxygen-Saturation Targets in Preterm Infants. N Engl J Med374：749-60, 2016

30) 長谷川久弥：人工呼吸器からの離脱．藤村正哲(編)：新生児医療の臨床手技，メディカ出版，375-9，1998

31) 後藤彰子(監修)：慢性期の呼吸障害．猪谷泰史，大山牧子，星野陸夫，他(編)：新生児診療マニュアル，4版，東京医学社，166-70，2004

32) Nakamura T, Yonemoto N, Nakayama M, et al：Early inhaled steroid use in extremely low birthweight infants：a randomized controlled trial. Arch Dis Child Fetal Neonatal Ed, 2016, pii：fetalneonatal-2015-309943. doi：10.1136/archdischild-2015-309943. [Epub ahead of print]

33) Shah SS, Ohlsson A, Halliday HL, et al：Inhaled versus systemic corticosteroids for preventing bronchopulmonary dysplasia in ventilated very low birth weight preterm neonates. Cochrane Database Syst Rev10：CD002058, 2017

34) Jobe AH, Bancalari E：Bronchopulmonary dysplasia. Am J Respir Crit Care Med163：1723-9, 2001

35) 渡辺洋子，仁志田博司，大石昌也，他：超未熟児にみられた一過性高血糖 その臨床像とC-Peptide分泌能について．日新生児会誌27：714-20，1991

36) 佐久間 泉：超低出生体重児の一過性高血糖．周産期医33：608-11，2003

37) 影山 操，安田真之，中村 信，他：超低出生体重児に発症する原因不明の循環不全，低Na血症を呈する症候群～予防策としての積極的NaCl補充の効果．日未熟児新生児会誌15：397，2003

38) 山田恭聖，側島久典，田中太平，他：超低出生体重児の慢性期ナトリウムバランスの関する検討．日未熟児新生児会誌16：187-93，2004

39) Baraton L, Ancel PY, Flamant C, et al：Impact of changes in serum sodium levels on 2-year neurologic outcomes for very preterm neonates. Pediatrics124：e655-61, 2009

40) 山田恭聖，田中太平，側島久典，他：超早産児急性期離脱後の低血圧症における下垂体副腎機能低下．日未熟児新生児会誌17：257-64，

2005

41) 小山典久：早産児晩期循環不全（早産児急性期離脱後循環不全）．河井昌彦，楠田 聡（編）：新生児内分泌ハンドブック，改訂2版，メディカ出版，40-52，2014

42) 内山 温：晩期循環不全：早期診断のポイントと治療戦略．日未熟児新生児会誌24：33-7，2012

43) 大山牧子：直接授乳のための準備．NICUスタッフのための母乳育児支援ハンドブック，メディカ出版，83-9，2004

44) 水野克己，水野紀子：早産児の母乳育児支援．母乳育児支援講座，改訂2版，南山堂，290-7，2017

45) 柳川幸重，高橋 茂，賀藤 均，他：乳児期の一過性心雑音の一成因について 一過性肺動脈分岐部狭窄の診断と予後．日小児会誌95：1805-11，1991

46) 津田悦子，高田和夫：新生児にみられる一過性左肺動脈狭窄について．日小児会誌97：738-44，1993

47) Arlettaz R, Archer N, Wilkinson AR：Closure of the ductus arteriosus and development of pulmonary branch stenosis in babies of less than 32 weeks gestation. Arch Dis Child Fetal Neonatal Ed85：F197-F200, 2001

L. 退院前

この時間帯のポイント

- 退院は，体重が2,000 g前後，修正週数で37週以降，経口摂取が十分（150〜200 mL/kg/日）などで考える。
- 退院前の諸検査を行う。
- 時間があれば予防接種も開始する。
- SIDSの発症リスクについて説明する。とくにNICUでは必要により腹臥位をとることも多いが，自宅では仰臥位を指導する（寝返りを十分にするまでは腹臥位をとるときはそばで見ていられる場合に限る）。

L-1 退院前にしておきたい検査

〈採血〉

出生体重＜1,500 gの児では，未熟児貧血（末梢血，網状赤血球，フェリチン，Fe），未熟児骨減少症（ALP，Ca，P），微量元素（Zn，Cu）のチェックをする。

出生体重＜2,000 gの児では，①生後1か月，②体重≧2,500 g，③退院，のいずれか早い時期にガスリー再検査を行う[1]。

〈頭部MRI検査〉

極低出生体重児では予定日前後に頭部MRI検査をする。脳エコー検査で診断できなかったPVL（約1/3はわからないとされる）[2,3]や構造異常などを調べる。将来のCP発症の予測にはエコーよりもMRIは有用である[4]。

【方法】

児の鎮静にはペンタゾシン0.5〜1.0 mg/kgをivする。終了後12〜24時間は呼吸心拍の監視を行う（ジアゼパムは呼吸を抑制するので使用していない）。

表L-1　ペンタゾシン（ペンタジン®，ソセゴン®：15 mg/1 mL/A）

作り方	1 mL＋生食14 mL＝ペンタゾシン1 mg/mLとする
使い方	0.5〜1.0 mg/kg→0.5〜1.0 mL/kg，iv

備考：効果が不十分なら半量を追加する。30 mg/1 mL/Aもあるので注意する。

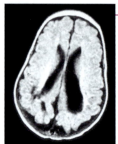

図L-1　PVL
在胎32週, 1,758 gで出生, 双胎の一児。
修正42週の時点のMRI画像。
左側脳室は拡大し壁が不整であり,
右側脳室三角部周囲白質には囊胞状にPVL
を認める。

〈聴力検査〉

　これも必須である。NICUに入院した児は修正40週前後に行う。自動聴性脳幹反応検査装置(ABR)や耳音響放射検査装置(OAE)などの他覚的聴力検査での聴力スクリーニングをしている。

　ローリスク新生児では聴力障害は0.05%であるが, 超低出生体重児では2.0%であり, 40倍も多い[5]。

〈その他〉

　必要に応じて, 胸部X線写真, 心電図検査, 心エコー検査, 聴性脳幹反応検査, 脳波検査などを行う。

L-2 予防接種 (⤷ M-3)

　早産児は母体からの移行抗体が少なく，また慢性肺疾患や先天性心疾患があると百日咳や麻疹，インフルエンザなどが重症化する可能性が高いため，修正月齢でなく暦月齢に従って遅れることなくワクチン接種する[6〜8]。NICU入院中の接種で，退院後に向けて免疫をより早くつけることができる。さらに外来よりも観察が可能なために安全である。

1) 管理・方法

　暦月齢2か月以上，体重が2 kg以上で急性期の疾患がなく安定している児であれば接種可能である。接種量は正期産児と同量を接種すべきで，同時接種も可能である(それぞれ違う四肢に接種する)[8]。

　慢性肺疾患や無呼吸発作の児では，接種後に無呼吸や徐脈が増悪する可能性がある。また単ワクチン接種と比べ，同時接種のほうが無呼吸や徐脈が多いという報告がある[8]。

　生ワクチンは，輸血(交換輸血を含む)や免疫グロブリンの投与後から3か月以上の間隔を，免疫グロブリン200 mg/kg以上の投与後なら6か月以上の間隔をあけたい。

〈予防接種〉

◆インフルエンザ菌b型(Hib)ワクチン

　暦月齢で2か月を過ぎれば，接種可能である[8]。

◆肺炎球菌結合型ワクチン

　暦月齢で2か月を過ぎれば，接種可能である[8]。

◆B型肝炎ワクチン

　暦月齢で2か月からの接種が標準的であるが，感染リスクが高い場合は，出生直後からの予防も考慮される[9]。

◆四種混合(DPT-IPV)ワクチン

　暦月齢で3か月を過ぎれば，接種可能である[7,8]。

◆ロタウイルスワクチン(任意接種)

　初回接種は，生後6週以降，14週6日までに開始する。接種後1週間程度は便中にウイルスが排泄される。胃腸炎感染のリスクはそれほど高くはないが[9]，NICU内での感染予防のために，退院直前の接種が望ましい。

表L-2　ロタウイルスワクチンの種類

価数	商品名	接種回数	接種完了の期限
1価	ロタリックス®	2回	生後24週0日まで
5価	ロタテック®	3回	生後32週0日まで

◆パリビズマブ[8,10,11)]

　RSウイルス感染症は早産児，とくに慢性肺疾患を合併している児や先天性心疾患児が罹患すると重症化しやすい。それらの児では抗RSウイルスヒト化モノクローナル抗体であるパリビズマブ（シナジス®）を投与する。

　RSウイルス流行期（おおむね9月〜4月までの6〜8か月間）を通し，シナジス®15 mg/kgを大腿前外側部にimする（1回/月）。流行期ならNICU退院前に投与を開始する。モノクローナル抗体であり，ほかのワクチンと干渉しないため，ほかの予防接種との差し支えはない。

表L-3　シナジス®の適応

早産児	在胎≦28週で月齢≦12か月の児
	在胎29〜35週で月齢≦6か月の児
慢性肺疾患	過去6か月以内に気管支肺異形成症の治療を受けた月齢≦24か月の児
先天性心疾患	血行動態に異常のある先天性心疾患を有する月齢≦24か月の児
免疫不全	免疫不全を伴う月齢≦24か月の児
ダウン症候群	ダウン症候群の月齢≦24か月の児

在胎期間33〜35週で出生しRSV流行開始時に生後6か月齢以下の児では，RSV感染症リスクファクター〔呼吸器疾患がある，RSV流行期に退院する，人工換気療法または長期酸素投与（28日以上）を受けた，託児所・保育所を利用する，受動喫煙に曝露される〕を考慮して投与を判断する[11)]。

文献

1) 低出生体重児の新生児マス・スクリーニング検体の採血時期に関する指針. 日未熟児新生児会誌16：230，2004

2) 戸苅 創：脳室周囲白質軟化症(PVL)の成因と治療に関する研究. 平成8年度厚生省心身障害研究「新生児期の疾患とケアに関する研究」，35-9，1997

3) 藤本伸治，戸苅 創：脳室周囲白質軟化症. 小児診療62：1756-60，1999

4) Mirmiran M, Barnes PD, Keller K, et al：Neonatal brain magnetic resonance imaging before discharge is better than serial cranial ultrasound in predicting cerebral palsy in very low birth weight preterm infants. Pediatrics114：992-8, 2004

5) 中村 肇，三科 潤，大野 勉，他：超低出生体重児の6歳時予後に関する全国調査成績. 日小児会誌103：998-1006，1999

6) 堀内 勁：NICU退院児健診. 周産期医30：63-7，2000

7) 箕面嵜至宏：早産低出生体重児に対する予防接種. 小児診療66：502-8，2003

8) NICU児における予防接種およびパリビズマブ. NICUにおける医療関連感染予防のためのハンドブック(第1版)，平成22年度厚生労働科学研究費補助金「新生児期における病院感染症の予防あるいは予防対策疾に関する研究(分担研究者北島博之)」，14-7，2011(http://plaza.umin.ac.jp/~nippon/dl/file/nicu_handbook_ver1.pdf)

9) 岡部信彦，多屋馨子：2016(平成28年)予防接種に関するＱ＆Ａ集，日本ワクチン産業協会，2016

10) Reynords GJ：RSウイルス感染症の予防戦略—モノクローナル抗体製剤シナジス®—. Neona Care15：10-9，2002

11) ガイドライン作成検討委員会：パリビズマブの使用に関するガイドライン作成検討委員会. CHD児先天性心疾患児におけるパリビズマブの使用に関するガイドライン. 日小児会誌106：1288-92，2002

M. 退院後

この時間帯のポイント

- 貧血，未熟児骨減少症，慢性肺疾患，ヘルニアなどのフォロー，精神運動発達の遅れや神経行動障害など診断，検査をする。
- 予防接種を施行する。

M-1 外来通院

外来通院では，身体計測（体重，身長，頭囲，胸囲），一般診察を行う。とくにFGRで生まれ小頭囲であった児では頭囲に注意する。3か月で7 cm以上大きくなっていると精神発達の点で安心できる[1]。発達評価は36か月（3歳）までは修正齢で行う。

輸血を受けた児では輸血後6か月頃に輸血後肝炎のチェックをする（ALT，AST，LDH，HBV，HCV，CMVなど）。

表M-1　極低出生体重児の通院スケジュール（例）
（予防接種や他科受診などで，もっと回数が多くなることが常であろう）

	退院後1か月以内	体重増加確認
修正月齢	3	採血（貧血，未熟児骨減少症）
	6	採血（貧血，未熟児骨減少症，輸血後チェック）
	9	採血（貧血，母乳哺育児で注意）
	12	未歩行なら3か月後
	18（key age）	発達検査（1歳半）
	24	
	30	
	36（key age）	発達検査（3歳）
年齢	4	
	5	
	6（key age）	発達検査（就学前）
	9（key age）	発達検査（小学校3年生）

M-2 未熟児に多い疾患

1歳までは一般的な呼吸器疾患，消化器疾患で入院する率も高い。極低出生体重児では半数近くになる[2,3]。

〈発達〉

超低出生体重児では脳性麻痺（CP），精神運動発達遅滞（MR），聴力障害（☞L-1），視力障害（☞K-4）などが多く，これらの神経学的障害を4人に1人で認める[4]。新版K式発達検査で評価した3歳時DQ値は，出生体重が小さい程低くなる[5]。敗血症，消化管穿孔，PVL，重度IVH，CLD，晩期循環不全を経験した児では，DQ＜70となるリスクが上がる。

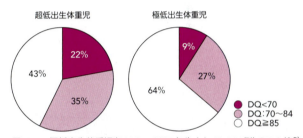

図M-1　極低出生体重児（2003〜2007年生まれ10,264例）のDQ値[5]

広汎性発達障害，注意欠陥多動障害（ADHD），学習障害なども多い[6,7]。外来ではその可能性を常に考えながら診察する。

表M-2　極低出生体重児の神経行動障害[5]

疾患	％
微細運動障害	34.3〜38.0
学習障害	17.0〜35.7
視覚・空間認知障害	18.3〜27.9
聴覚認知・記憶障害	9.7〜25.6
注意集中障害or多動	3.9〜9.7
構音障害	4.6〜7.0

〈その他〉

鼠径ヘルニアは，出生体重＜1,500 gの児では約15％，出生体重＜1,000 gの児に限ると約30％で認められる[8]。嵌頓の50％は3か月未満に起きる。

M-3 予防接種 (☞L-2)

　成熟児となんら変わりなく予防接種する[9,10]。予定日ではなく誕生日から計算して接種スケジュールを立てている。ハンドブックを参考にされたい[11]。

〈予防接種〉

◆インフルエンザ菌b型(Hib)ワクチン

◆肺炎球菌結合型ワクチン

◆B型肝炎ワクチン

◆四種混合(DPT-IPV)ワクチン

◆ロタウイルスワクチン(任意接種)

◆パリビズマブ

◆BCG

　早産児に早期に接種すると，T細胞系の発達の未熟性から，その感作が不全になる可能性がある[12]。少し遅らせて，生後6か月に近い時期の接種が望ましいと思われる[10]。

◆インフルエンザ

　未熟児出身児やCLD児，先天性心疾患児などのハイリスク児では，暦年齢で6か月を過ぎていれば流行期の前に2回接種することが勧められる[13]。家庭内での感染が多いため，家族で予防接種をすることが望ましい。しかし極低出生体重児における抗体獲得率は低いこと(とくにA香港型とB型)[14]は注意しておく。

◆麻疹

　暦年齢で1歳になれば早めに麻疹の予防接種を行う。しかしNICU出身児は一般に重篤化しやすい。そのため流行があれば1歳前でも麻疹・風疹(MR)ワクチンの接種を考慮する(生後6か月以降であれば抗体価の反応がみられる)。

文献

1) 三石知左子，原 仁，山口規容子，他：胎内発育障害の臨床的研究 第7報 頭部発育追跡の意義―神経学的予後の指標として．日新生児会誌 30：234-9，1994

2) 浅野直美，小沢武司，槙 明子，他：極小未熟児の再入院について．日小児会誌97：1945-9，1993

3) 井村総一，堀田昌宏，秋山和範，他：極小未熟児の再入院．日新生児会誌29：255-9，1993

4) 河野由美：極低出生体重児の予後．小児内科47：316-22，2015

5) 河野由美：周産期母子医療センターネットワークデータベース解析からみた極低出生体重児の予後．日小児会誌118：613-22，2014

6) 神谷育司：学童期の育児支援．前川喜平，山口規容子（編）：育児支援とフォローアップマニュアル，金原出版，101-11，1999

7) 齋藤久子：極低出生体重児のフォローアップ健診における広汎性発達障害，注意欠陥・多動性障害の早期発見．Neona Care10：428-36，1997

8) Peevy KJ, Speed FA, Hoff CJ：Epidemiology of inguinal hernia in preterm neonates. Pediatrics77：246-7, 1986

9) 堀内 勁：NICU退院児健診．周産期医30：63-7，2000

10) 箕面嵜至宏：早産低出生体重児に対する予防接種．小児診療66：502-8，2003

11) 堀越裕歩：NICU児における予防接種およびパリビズマブ．NICUにおける医療関連感染予防のためのハンドブック，第1版，平成22年度厚生労働科学研究費補助金「新生児期における病院感染症の予防あるいは予防対策疾に関する研究」，14-7，2011（http://www.nih.go.jp/niid/bac2/janis/ file/nicu_handbook_ver1.pdf）

12) Sedaghatian MR, Hashem F, Moshaddeque Hossain M：Bacille Calmette Guérin vaccination in pre-term infants. Int J Tuberc Lung Dis2：679-82, 1998

13) Groothuis JR, Levin MJ, Rabalais GP, et al：Immunization of high-risk infants younger than 18 months of age with split-product influenza vaccine. Pediatrics87：823-8, 1991

14) 樋口隆造，平松知佐子，辻 知見，他：在胎32週以下で出生した乳児のインフルエンザワクチンに対する抗体反応．日小児会誌107：932-3，2003

N. 感染症

NICUに入院した極低出生体重児の15.5％に感染症が発症しており，増加傾向にある[1]。また極低出生体重児の感染の約20％が生後72時間以内に発症する早発型感染症であり，約80％が生後72時間以降に発症する遅発型感染症である[2]。

N-1 起炎微生物

極低出生体重児ではメチシリン耐性黄色ブドウ球菌（MRSA）が一番多いが大幅に減少し（20.3％），近年はメチシリン感受性黄色ブドウ球菌（MSSA）（12％），コアグラーゼ陰性表皮ブドウ球菌（CNS）（13％）による感染症が増えてきた。緑膿菌（4.1％），カンジダ（4.4％）は減少傾向であった[1]。

死亡率をみると，早発型敗血症では26％で，菌種による差異はなかった。一方，遅発型敗血症では15.1％であり，グラム陰性菌（21.3％）やカンジダ（28.8％）による死亡率が高かった[2]。

1）早発型感染症

早発型感染症はとくに重篤で，致死率も高く後遺症を残しやすい[3]。B群溶連菌（GBS）と大腸菌が起炎菌の第1，2位を占めるが，近年GBSは減少傾向にある[3,4]。単純ヘルペスウイルスにも注意する。

2）遅発型感染症

NICUでは遅発型感染が多く，極低出生体重児では約5％に発症する。起炎菌はMRSAが一番多く，MSSA，メチシリン耐性CNS，緑膿菌，大腸菌，GBSが続く[3]。

N-2 症状

1) 早発型感染症

早発型（とくに超早発型）感染症では，全身状態が悪く，自発運動や哺乳力の減少，呼吸障害やチアノーゼ，腹部膨満や肝脾腫，果てはショック症状などを呈する。ヘルペス感染症では皮疹もある。

2) 遅発型感染症

遅発型感染症では，以下に示すように症状は多彩である。臨床現場では無呼吸発作の急増は初発症状として多く経験される。そのほかに消化が悪い，尿量減少，手足が冷たい，などが多い。これらの所見＝not doing well（何となくおかしい）＊という感じを拾い上げるセンスが不可欠である。

表N-1　感染症を疑わせる症状

体温異常	発熱，低体温（未熟児では発熱は少ない）
呼吸障害	無呼吸，多呼吸，呻吟，陥没呼吸
見た目が悪い	顔色不良，体色不良，大理石様皮膚紋理，黄疸増強
消化器症状	哺乳不良，嘔吐，胃内残渣が増えた，腹満，下痢
循環器症状	頻脈，徐脈，低血圧，末梢循環不全，手足の冷感，乏尿
中枢神経症状	意識レベル低下，筋緊張低下，甲高い泣き声，大泉門膨隆，けいれん
骨・関節症状	腫脹発赤，痛み，運動制限

クリニカルメモ

＊ not doing well で多いのは感染症であるが，感染症以外でも，頭蓋内出血，低血糖，不整脈（PSVT，VT，ブロック）などの症状でもある。

N

感染症

N-3 検査

病原体の検索として、母体から腟ぬぐい液や羊水、児から胃液、咽頭ぬぐい液、臍部ぬぐい液、気管内吸引液、血液、髄液、尿、便、穿刺液などを採取する。顕微鏡下での直接観察、分離培養と感受性検査は必須である。ほかに抗原検査、抗体検査などを組み合わせる。院内感染防止のためにも普段から積極的監視培養が不可欠である。

1）血液

〈末梢血〉

出生時の白血球数は、未熟児は5,000〜19,000/μL、成熟児では10,000〜26,000/μLが正常範囲とされる[5]（☞C-21）。白血球数＜5,000/μLおよび＞20,000/μL、桿状球数/好中球総数（immature neutrophil / total neutrophil：I/T）≧0.2は細菌感染症が疑われる。

血小板数も重症感染症で減少する（☞C-22）。

〈生化学〉

CRP、APR（acute phase reactants）スコアなどで感染の有無をチェックする（☞P-1）。

プロカルシトニンは感染4時間以内に増加する点では優れているが、出生後に生理的上昇があることと未熟児では感度、特異度が低くなる欠点がある[6]。

〈凝固・線溶〉

出血傾向があれば、血小板、PT、APTT、FDP、D-ダイマー、フィブリノゲン値などを検査し、DICスコアをみる（☞P-1）。

2）髄液

髄液細胞は壊れやすいので採取後2時間以内に検査する。全身状態不良の場合は、安定してからでも積極的に腰椎穿刺を行う。

表N-2　細菌性髄膜炎が疑われる値[7]

検査	細胞数	蛋白	糖
成熟児	≧ 20 〜 30/mm³	＞ 100 mg/dL	＜ 30 mg/dL
早産児		＞ 150 mg/dL	＜ 20 mg/dL

N-4 治療

　感染症を疑ったら検査や治療に入る。感染症が否定できるまでの半日でも構わない。起炎微生物が不明の場合には，感染症の発症日齢や自分のNICUでのローカルファクターなどを判断材料に，empiricに治療する。しかし安易な抗菌薬使用のため菌交替現象，耐性菌の蔓延が危惧され，NICUでの抗菌薬使用に注意も求められている[8]。

1）治療薬使用例

〈早発型感染症のempiricとして（GBS, 大腸菌, リステリアを狙って）〉

◆ABPC単独投与

　ABPC耐性の大腸菌に注意する。

表N-3　アンピシリン：ABPC（ビクシリン®）

< 1,200 g	≦生後28日	50 mg/kg，1日2回，iv
1,200 〜 2,000 g	≦生後7日	
	>生後7日	50 mg/kg，1日3回，iv
> 2,000 g	≦生後7日	
	>生後7日	50 mg/kg，1日4回，iv

◆ABPC＋AMK併用

　早発型感染症時で使用する。遅発型感染症の起炎菌もある程度カバーする。

表N-4　アミカシン：AMK（アミカシン硫酸塩）[9]

【standard daily dosing】100 mg/1 mL＝1Aを生食19 mLで希釈し5 mg/mLとする		
< 1,200 g	≦生後28日	7.5 mg=1.5 mL/kgを12時間ごと，30分div
1,200 〜 2,000 g	≦生後7日	7.5 mg=1.5 mL/kgを12時間ごと，30分div
	>生後7日	7.5 mg=1.5 mL/kgを8時間ごと，30分div
> 2,000 g	≦生後7日	10 mg=2 mL/kgを12時間ごと，30分div
	>生後7日	10 mg=2 mL/kgを8時間ごと，30分div

　1回投与量を多くし，投与間隔を空けることでピーク値を上昇させ，トラフ値を低下させる投与方法もある[9]。

表N-5　アミカシン：AMK（アミカシン硫酸塩）[9]

【once-daily dosing】100 mg/1 mL＝1Aを生食19 mLで希釈し5 mg/mLとする		
< 1,200 g	≦生後28日	18 mg=3.6 mL/kgを48時間ごと，30分div
1,200 〜 2,000 g	≦生後7日	15 mg=3 mL/kgを36時間ごと，30分div
	>生後7日	15 mg=3 mL/kgを24時間ごと，30分div
> 2,000 g		15 mg=3 mL/kgを24時間ごと，30分div

◆ ABPC＋CTX併用

髄膜炎，敗血症ではABPCを倍量にする。髄液移行性のよいCTXを投与する。

ただし，第三世代セフェム薬の長期投与はESBL産生菌などの多剤耐性菌発症リスクを増加させるため限定使用とする。

表N-6　セフォタキシム：CTX(クラフォラン®，セフォタックス®)[9]

＜1,200 g		50 mg/kg，1日2回，iv
≧1,200 g	≦生後7日	
	＞生後7日	50 mg/kg，1日3回，iv

〈遅発型感染症のempiricとして〉

起炎菌は施設により異なることが多いので，監視培養と抗菌薬感受性を参考にする。MRSA保菌児が多ければ抗MRSA薬は外せない。MRSA保菌がほとんどみられなければ，広域にカバーできる第二あるいは第四世代セフェムかβラクタマーゼ阻害剤合剤を選択する[10](起炎菌推測が可能，または起炎菌同定後には，それを狙った抗菌薬を選択する)。

◆ CZOP

表N-7　セフォゾプラン：CZOP(ファーストシン®)[11]

500 mg/1Vを生食50 mLに溶解し10 mg/mLとする	
日齢0	20 mg＝2 mL/kg，1日1〜2回，60分 div
日齢1〜7	20 mg＝2 mL/kg，1日2〜3回，60分 div
日齢8〜	20 mg＝2 mL/kg，1日3〜4回，60分 div

◆ ABPC/SBT

表N-8　アンピシリン/スルバクタム：ABPC/SBT(ユナシン®)

＜1,200 g	≦生後28日	75 mg/kg，1日2回，iv
1,200〜2,000 g	≦生後7日	75 mg/kg，1日2回，iv
	＞生後7日	75 mg/kg，1日3回，iv
＞2,000 g	≦生後7日	75 mg/kg，1日3回，iv
	＞生後7日	75 mg/kg，1日4回，iv

〈MRSA，CNSを狙って〉

抗MRSA薬併用を考慮する。3日以上継続する場合はTDM(Therapeutic Drug Monitoring)を実施し用法・用量を調整する。

◆ ABK

MRSAに対する殺菌力の強さとグラム陰性桿菌に対しても抗菌力が期待できる[12]。

目標トラフ値＜2 μg/mL，目標ピーク値9 ～ 20 μg/mL[13]
である。

表N-9　アルベカシン：ABK（ハベカシン®）[14]

100 mg/2 mL＝1Aを生食48 mLで希釈し2 mg/mLとする	
＜修正28週	4 mg＝2 mL/kgを48時間ごと，30分div
修正28 ～ 32週	3 mg＝1.5 mL/kgを24時間ごと，30分div
修正33 ～ 36週	4 mg＝2 mL/kgを24時間ごと，30分div
≧修正37週	7 mg＝3.5 mL/kgを24時間ごと，30分div

◆VCM

MRSAだけでなく，メチシリン耐性CNSにも適応している。
ヘパリン，アミノフィリン，デキサメタゾンとは配合禁忌。

目標トラフ値10 ～ 20 μg/mL[13]である。

表N-10　バンコマイシン：VCM（バンコマイシン®）

500 mg/1Vを生食100 mLに溶解し5 mg/mLとする		
投与方法①[9]		
＜1,200 g	≦生後28日	15 mg＝3 mL/kgを24時間ごと，60分div
1,200 ～ 2,000 g		10 mg＝2 mL/kgを12時間ごと，60分div
＞2,000 g		10 mg＝2 mL/kgを8時間ごと，60分div
投与方法②[15]		
血清クレアチニン値		
＜在胎28週	≧在胎28週	
＜0.5	＜0.7	15 mg＝3 mL/kgを12時間ごと，60分div
0.5 ～ 0.7	0.7 ～ 0.9	20 mg＝4 mL/kgを24時間ごと，60分div
0.8 ～ 1.0	1.0 ～ 1.2	15 mg＝3 mL/kgを24時間ごと，60分div
1.1 ～ 1.4	1.3 ～ 1.6	10 mg＝2 mL/kgを24時間ごと，60分div
1.5 ～	1.7 ～	15 mg＝3 mL/kgを48時間ごと，60分div

◆TEIC

BIVR（β-lactam antibiotic induced VCM-resistant MRSA）
に対し，βラクタム系抗菌薬との併用使用で相乗的殺菌効果が
ある[16]。

目標トラフ値10 ～ 20 μg/mL[13]である。

表N-11　テイコプラニン：TEIC（タゴシッド®）

200 mg/1Vを生食100 mLに溶解し2 mg/mLとする	
初回のみ	16 mg＝8 mL/kg，30分以上でdiv
次回から	8 mg＝4 mL/kgを24時間毎，30分以上でdiv

〈グラム陰性菌を狙って〉

◆TAZ/PIPC

表N-12　タゾバクタム/ピペラシリン：TAZ/PIPC（ゾシン®）

＜1,200 g	≦生後28日	112.5 mg/kg，1日2回，iv
＞1,200 g	≦生後7日	112.5 mg/kg，1日2回，iv
	＞生後7日	112.5 mg/kg，1日3回，iv
	＞生後28日	112.5 mg/kg，1日4回，iv

◆CAZ

表N-13　セフタジジム：CAZ（モダシン®）[9]

＜1,200 g	≦生後28日	50 mg/kg，1日2回，iv
1,200〜2,000 g	≦生後7日	50 mg/kg，1日2回，iv
	＞生後7日	50 mg/kg，1日3回，iv
＞2,000 g		50 mg/kg，1日3回，iv

〈嫌気性菌を狙って〉

◆CLDM

壊死性腸炎などで使用する（☞J-6）。

表N-14　クリンダマイシン：CLDM（ダラシン®S）[9]

300 mg/2 mL=1Aを生食58 mLで希釈し5 mg/mLとする		
＜1,200 g	≦生後28日	5 mg=1 mL/kgを12時間ごと，60分div
1,200〜2,000 g	≦生後7日	5 mg=1 mL/kgを12時間ごと，60分div
	＞生後7日	5 mg=1 mL/kgを8時間ごと，60分div
＞2,000 g	≦生後7日	5 mg=1 mL/kgを8時間ごと，60分div
	＞生後7日	5 mg=1 mL/kgを6時間ごと，60分div

〈単純ヘルペスウイルスを狙って〉

◆ACV（☞N-7）

表N-15　アシクロビル：ACV（ゾビラックス®）

皮膚型	20 mg/kg，1日3回，2週間
全身型・中枢神経型	20 mg/kg，1日3回，3週間

2）抗凝固療法

　DICがあればその治療を追加する。新生児DIC診断・治療指針を参考にする（☞P-1）。

〈ヘパリン〉

　出血症状がなければ，5〜10単位/kg/時間の点滴静注でAPTTを1.5倍程度延長させる。

〈合成プロテアーゼ阻害剤〉

◆メシル酸ガベキサート（エフオーワイ®）

1〜2 mg/kg/時間で持続点滴静注する。中心静脈カテーテルより投与し，皮膚潰瘍の恐れがあるため濃度は0.2%以下とする。

◆ナファモスタットメシル酸（フサン®）

0.06〜0.20 mg/kg/時間で持続点滴静注する。

〈アンチトロンビンIII製剤〉

◆アンスロビン®P，ノイアート®

1日1回40〜60国際単位/kgを約1時間で投与する。最大5日間まで可能。新生児のアンチトロンビン活性は在胎週数，出生体重，日齢により変化するため，十分考慮し適応を決定する。

〈遺伝子組換えトロンボモデュリンアルファ製剤〉

◆リコモジュリン®

1日1回380 U/kgを約30分かけて投与する。

3）輸血療法

〈新鮮凍結血漿（FFP）〉

出血のリスクと凝固因子の低下に応じて10〜20 mL/kgを3時間以内に投与する。

〈血小板輸血〉（☞C-22）

重症感染症，DICに伴う血小板減少には輸血が必要になる。血小板数＜2万/μLで輸血を考慮する。血小板濃厚液10〜15 mL/kgを投与すると10万/μL上昇する。2時間以内でdivが望ましい。

〈交換輸血〉（方法☞C-18）

細菌や毒素，サイトカインなどの除去，顆粒球や血小板の供給，免疫能の改善などを目的とする。感染症に伴う循環不全やショック，血球減少，DICなどの状況で選択される[17]。児と同血液型の血液を使用する。

〈免疫グロブリン〉

重症感染症時の抗菌薬補助として，免疫グロブリン製剤200〜500 mg/kgを1〜3日間投与する。ただし，大規模多施設共同試験ではその有効性は証明されていない[18]。

N-5 B群溶連菌（GBS）

児のGBS感染症の頻度は，出生1,000に対し早発型感染症では0.09，遅発型感染症では0.12である（血液や髄液での培養確定例に限定）[19]。GBS感染児の約1/3では母のGBS保菌検査は陰性であり[20]，注意を要する。

1）母体の管理

出生前の母体管理が重要であり，CDCのrecommendation[21]や日本産科婦人科学会・日本産婦人科医会のガイドライン[22]などに基づき以下のように管理している。

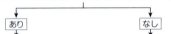

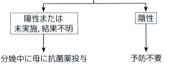

図N-1　GBSの母の管理（横浜市立大学産科）

注）GBS陽性妊婦でも破水/陣痛のない予定帝王切開中の抗菌薬投与の必要はない。
＊腟と肛門周辺の両者の培養で陽性率は30％上がる。
＊35～37週時の検査がよい（33～34週では分娩時の保菌状態と一致率が低い）。

〈薬物療法〉[22]

表N-16　GBSの薬物療法

アンピシリン：ABPC（ビクシリン®）	
使い方	初回2gを静注，以降4時間ごとに1gを分娩まで静注
セファゾリン：CEZ（セファメジン®）	
使い方	2gをiv，以降8時間ごとに1gを分娩まで静注
備考：ペニシリン過敏症あり，アナフィラキシーの危険が低い妊婦で使用	
クリンダマイシン：CLDM（ダラシン®）	
使い方	8時間ごとに900mgを分娩まで静注
備考：ペニシリン過敏症あり，アナフィラキシーの危険が高い妊婦で使用	
バンコマイシン：VCM	
使い方	12時間ごとに1gを分娩まで静注
備考：ペニシリン過敏症あり，アナフィラキシーの危険が高い妊婦で使用 　　　GBSがCLDM抵抗性の場合に使用	

2）新生児の管理

日齢0の発症が約60%（とくに生後6時間までが多い），日齢3までに約80%が発症する[20]。呼吸器症状（無呼吸，呼吸障害），チアノーゼ，体温異常，ショックなどがある。

早発型感染症を発症した児の予後は悪く，死亡率は約4.5%，後遺症残存率は約11%である[19]。また母の分娩中に抗菌薬が投与されていても，児の発症は完全には予防できない[22]。

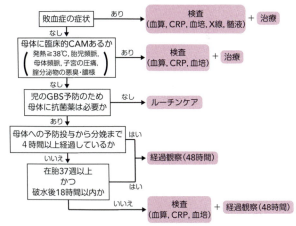

図N-2　早発型感染症を疑った児の管理（横浜市立大学小児科）

〈薬物療法〉(☞N-4)

◆アンピシリン(**ABPC**)
髄膜炎，敗血症ではABPCを倍量にする。

◆アミカシン(**AMK**)
中等症〜重症例ではABPC+AMK併用する。

◆セフォタキシム(**CTX**)
髄膜炎ではABPC倍量＋髄液移行性のよいCTXを併用する。

N-6 メチシリン耐性黄色ブドウ球菌（MRSA）（☞H-6）

NICUでは主に医療者の手からMRSAが水平感染していく。約50％のNICUでMRSA保菌児がいる[23]。学会からもMRSA保菌に関する見解が出ている[24]。しかし感染予防が肝要で，MRSA定着を防ぎ撲滅も不可能ではない[25]。

極低出生体重児の約15％に院内感染症を認め，その20％はMRSAが起炎菌である[1]。

MRSAのスーパー抗原性外毒素TSST-1による新生児TSS様発疹症にも注意する（☞H-6）。

1）管理

〈サーベイランス〉

MRSA保菌率把握のため，児は鼻前庭の監視培養を行う（1回/週）[24]。費用の問題が解決できれば咽頭，便なども検査したい。

〈手洗い・消毒〉

MRSA感染率は，手洗いにヨード，オゾン水を使う施設で低く，薬剤耐性のできやすい逆性石鹸を使う施設で高い。

クベースのホルマリン消毒[25]，ディスポ手袋の使用[26]，擦式アルコール消毒剤[27]などが有効とされている。

〈隔離〉

MRSA保菌児と非保菌児とは受け持ちや病棟配置を分け，保菌児に接する時はガウンを使用する。沐浴は別にするか，最後にする。体温計・聴診器・メジャーなどを個人別にする。

〈抱っこ・カンガルーケア〉

分娩早期から母による抱っこやカンガルーケアを積極的に行い，児の皮膚での正常細菌叢を形成する。

〈母乳〉

母乳哺育は腸内にビフィズス菌を定着させる。また口腔内母乳塗布[28,29]，超早期授乳[29]なども有効である。

〈ムピロシン（バクトロバン®軟膏）〉

ムピロシン使用は極低出生体重児のMRSA感染率を下げる[1]。しかし漫然と投与を続けない。3日間の投与後に，3回＝3週続けて培養陰性であれば隔離を解除する。

気管チューブの周囲へのムピロシン使用もある[25]。

2）治療

〈抗菌薬の選択〉（☞N-4）

ABK，VCM，TEIC を使用する。

◆ABK

表N-17　アルベカシン：ABK（ハベカシン®）[14]

100 mg/2 mL=1Aを生食48 mLで希釈し2 mg/mLとする	
＜修正28週	4 mg=2 mL/kgを48時間ごと，30分div
修正28～32週	3 mg=1.5 mL/kgを24時間ごと，30分div
修正33～36週	4 mg=2 mL/kgを24時間ごと，30分div
≧修正37週	7 mg=3.5 mL/kgを24時間ごと，30分div

◆VCM

表N-18　バンコマイシン：VCM（バンコマイシン®）

500 mg/1Vを生食100 mLに溶解し5 mg/mLとする		
投与方法①[9]		
＜1,200 g	≦生後28日	15 mg=3 mL/kgを24時間ごと，60分div
1,200～2,000 g		10 mg=2 mL/kgを12時間ごと，60分div
＞2,000 g		10 mg=2 mL/kgを8時間ごと，60分div
投与方法②[15]		
血清クレアチニン値		
＜在胎28週	≧在胎28週	
＜0.5	＜0.7	15 mg=3 mL/kgを12時間ごと，60分div
0.5～0.7	0.7～0.9	20 mg=4 mL/kgを24時間ごと，60分div
0.8～1.0	1.0～1.2	15 mg=3 mL/kgを24時間ごと，60分div
1.1～1.4	1.3～1.6	10 mg=2 mL/kgを24時間ごと，60分div
1.5～	1.7～	15 mg=3 mL/kgを48時間ごと，60分div

◆TEIC

表N-19　テイコプラニン：TEIC（タゴシッド®）

200 mg/1Vを生食100 mLに溶解し2 mg/mLとする	
初回のみ	16 mg=8 mL/kg，30分以上でdiv
次回から	8 mg=4 mL/kgを24時間ごと，30分以上でdiv

N-7 単純ヘルペスウイルス（HSV）

新生児ヘルペスは0.7例/1万出生[30]で発症し，母が性器ヘルペスの初感染で約50%，再発で1〜3%に発症する[31]。しかし発症した児の約70%で母にヘルペス病変がない[30]。

1）症状

全身型が約6割で，日齢4〜5に発熱，哺乳力低下，肝脾腫，ショックなどで発症し，死亡率も約60%と高い。水疱疹は約30%のみである。

中枢神経型が約2割で，日齢6〜11にけいれんなどの神経症状で発症し，死亡率は約4%だが約80%に後障害を残す。

皮膚・眼・口などに限局した皮膚型が約2割で，日齢5〜6に発熱，水疱を発痘する。皮膚型と全身型・中枢神経型はオーバーラップもある。また無治療の皮膚型は全身型・中枢神経型に進展するため十分な治療が必要である。

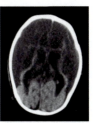

図N-3 ヘルペス脳炎

広範な軟化病巣を認める。

2）検査

全身型ではLDH，AST，ALTが高値になる[32]。水疱・咽頭ぬぐい液や髄液・血液でウイルス培養やPCR法，血液での特異的IgM抗体検査，水疱での蛍光抗体法などがある。

3）管理・治療

日齢10以内の発熱（>38℃）やLDH高値（>1,000 IU/L），分娩後7日以内の母の発熱や外陰部症状などがあれば，新生児ヘルペスを疑い，早期に十分量のアシクロビルを投与する[32,33]。

〈隔離〉

水平感染予防のため隔離，マスク・ガウン・手袋を使用する。

〈薬物療法〉

表N-20 アシクロビル：ACV（ゾビラックス®）[32]

使い方	皮膚型	20 mg/kg，1日3回，2週間
	全身型・中枢神経型	20 mg/kg，1日3回，3週間

再発予防に経口ACV（300 mg/m^2，1日3回，6か月間）も考慮される[34,35]。

N-8 サイトメガロウイルス（CMV）

CMVの胎内感染は約0.5%だが多くは無症候性で、症候性はその10%以下である（1.6例/10万出生）[31,36]。

1）症状

胎内感染ではFGR、腹部所見（肝脾腫、腹水）、脳所見（石灰化、脳室拡大、小頭症）、出血斑、網脈絡膜炎などがある[37]。腹部所見、脳所見があると予後が悪い[38]。新生児期に無症候性でも5～6歳までに、約20%で感音性難聴や神経学的後遺症が生じる。

出生後の感染経路として母乳やCMV陽性血の輸血がある。正期産児では通常症状は生じない。しかし早産児では、感染後4～12週で、呼吸障害、黄疸、肝脾腫、血小板減少、白血球減少、ウイルス性敗血症様症状を呈することがある[39]。

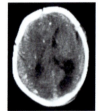

図N-4　CMVの胎内感染

CMV胎内感染では、石灰化、脳室拡大を認める。

2）検査

貧血、血小板減少、顆粒球減少、肝酵素上昇などがある。

血液、尿、髄液、ガスリー濾紙血、臍帯などでCMVを証明する。生後3週以内の検体で陽性なら胎内感染とする。特異的IgM抗体は偽陰性も偽陽性もあり、PCR法がよい。

なお、2017年に厚生労働省研究班では、先天性CMV感染症の実態把握のため、CMV-DNA検査を実施している＊。

3）管理・治療

〈予防〉

◆**血液・体液**

尿、唾液、涙液などに注意し、手洗いや隔離をする。とくにおむつをかえたあとの手指衛生を励行する。輸血は早産児ではCMV陰性血を選ぶ。

◆**母乳**

早産児では経母乳的感染もありうる[40,41]。生乳でなく、凍結保存し、解凍後に与える方法は勧められる。授乳が可能になる程に成熟したら新鮮母乳で構わない。

〈薬物療法〉[42]

表N-21　サイトメガロウイルスの薬物療法

ガンシクロビル：GCV（デノシン®）	
使い方	1回6 mg/kg（5%グルコースで10 mg/mLに希釈），60分divを1日2回，6週間続ける[33]。
バルガンシクロビル：VGCV（バリキサ錠®）	
使い方	1回16 mg/kgを1日2回，6週間続ける。

GCV・VGCVいずれも保険適用外であり，使用は慎重にする。

クリニカルメモ ……………………………………………………………

＊「母子感染の実態把握及び検査・治療に関する研究（藤井班）」で，CMV-DNA検出を行っている（検体は生後3週以内の尿で，陽性の場合は血液で重症度を判定する）。http://square.umin.ac.jp/ped/clinical-research/disease.html

N-9 水痘帯状疱疹ウイルス（VZV）

母体の罹患時期で児の症状が違う。妊娠20週までの罹患では，約2％で先天性水痘症候群（瘢痕性皮膚病変，脈絡網膜炎，白内障，小頭症，四肢低形成など）を認める。妊娠20～36週の罹患では，約1％で乳児期の帯状疱疹がある。

妊娠末期では，分娩前21日～分娩前6日の感染であれば，新生児水痘を発症しても母体からの移行抗体のため軽症で済む。分娩前5日～分娩後2日に母体が発症すると，生後5～10日に水痘を発症し重症化することがある[43～45]。

1）管理・治療

隔離が重要である。母は皮疹が痂皮形成して感染力がなくなるまで，自分の児や未発症者から隔離する。水平感染による潜伏期間は10～21日間だが，子宮内での感染による潜伏期間は9～15日間と短い。

表N-22　周産期時期の水痘感染への対応

母体の状況	児の状況と対応
分娩前21日～6日に水痘を発症（児へ移行する抗体が多い）	・児は発症しても軽症（発症時期は日齢0～4） ・発症したら児にアシクロビル
分娩前5日～分娩後2日の間に水痘を発症（児へ移行するウイルスが多く抗体が少ない）	・母が発症後5日以内に分娩に至りそうなら，母にアシクロビル ・母が発症後5日以内に分娩に至りそうなら，母の陣痛発来を抑制する ・児は約30％で発症し（発症時期は日齢4～9），重症化する（未治療で死亡率30～50％） ・児には免疫グロブリン＋アシクロビル
分娩後3日以降に水痘を発症（児へ移行するウイルスが少ない）	・発症しても軽症（日齢21～28まで発症の可能性あり） ・発症したら児にアシクロビル

〈薬物療法〉

◆免疫グロブリン

重症化予防のために，分娩前5日～分娩後2日に母が水痘を発症した児に免疫グロブリン200～500 mg/kgを投与する。

◆アシクロビル

表N-23　アシクロビル：ACV（ゾビラックス®）

使い方	母への投与	5～10 mg/kg，1日3回，5～7日間，60分div
	児への投与	10～20 mg/kg（早産児や腎障害では5～10 mg/kg） 1日3回，5～7日間，60分div

N-10 麻疹ウイルス

分娩前5日以前の母体発症および母体発症後7日以降の分娩では，児に麻疹を発症しない。分娩前5日～分娩後5日までの母体発症では新生児に発症する。軽症から死に至る重症まである。一般的な麻疹ウイルスの潜伏期間は12～14日であるが，経胎盤感染による潜伏期は2～10日（平均6日）である[43,46]。

1) 管理・治療

母の麻疹への曝露時期や分娩時期で対応が違う。

表N-24　周産期時期の麻疹感染への対応（成瀬[43]/Gershon[44]より引用改変）

母体の状況	児の状況	対応
抗体のない母が分娩前6～15日に麻疹に曝露	発症なし	・母も児も隔離（別々で） ・分娩前の母に筋注用免疫グロブリン ・出生後の児に筋注用免疫グロブリン
抗体のない母が分娩前0～5日に麻疹に曝露	発症なし	・母のみ隔離 ・分娩前の母に筋注用免疫グロブリン ・出生後の児に筋注用免疫グロブリン
分娩前5日以前に麻疹を発症		・新生児麻疹の発症はないとされ，児は経過観察でよい
分娩前5日～分娩後5日に麻疹を発症	発症なし	・母は発疹出現後72時間まで隔離 ・児は母と別に14日間隔離 ・出生後の児に筋注用免疫グロブリン
	発症あり（死亡率約30%）	・母も児も発疹出現後72時間まで隔離（一緒に） ・免疫グロブリンは無効 ・細胞性免疫低下による二次感染に抗菌薬投与
分娩後7日以降に麻疹を発症		・新生児麻疹の発症はないか，軽症とされ，児は経過観察でよい

〈薬物療法〉

◆免疫グロブリン

分娩前の母に筋注用免疫グロブリン15～50 mg/kg（=0.1～0.33 mL/kg），imする。曝露6日以内であれば有効だが，72時間以内が望ましい。

発症前の児に筋注用免疫グロブリン15～50 mg/kg（=0.1～0.33 mL/kg），imする。

〈授乳〉

免疫グロブリン後の児には母乳は可能である。母児分離中なら搾母乳を，同室中なら直に与える。

N-11 風疹ウイルス

母体の風疹ウイルス血症により経胎盤感染が起こり，先天性風疹症候群（CRS）が発症する。発症率は，妊娠1か月以内なら約50％，妊娠2か月以内なら20～30％，妊娠3か月以内なら約5％である。妊娠20週を越えるとCRSの発症はほとんど認めない[31,47,48]。

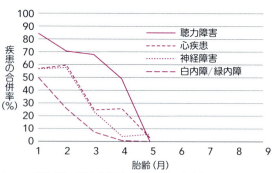

図N-5 母体感染時期と先天性風疹症候群の疾患合併率（Banatvala[48]より引用改変）

1）症状

CRSはFGRから低出生体重児となることが多い。また，循環器疾患には動脈管開存症，肺動脈狭窄症を，眼科疾患には白内障，緑内障，網膜症を，耳鼻科疾患には感音性難聴を，ほかには肝脾腫や血小板減少症，精神運動発達遅滞などを認める[32,47]。

2）検査

咽頭や結膜ぬぐい液，髄液・血液・尿からのウイルスの分離同定，EIA法による特異的IgM抗体検査などがある。

3）管理・治療

先天性心疾患の診断と管理，眼科・耳鼻科疾患の診断と管理を行う。またCRSは5類感染症（全数報告）であるため保健所への医師の届け出が必要である[49]。

〈隔離〉

CRS患者からは長くウイルスが排泄されるので院内での感染に注意し，隔離を要する（6か月）。

N-12 B型肝炎ウイルス（HBV）

母がHBs抗原陽性であれば，児に予防処置を行う。母がHBe抗原陽性の場合，放置すると児の95%以上に感染し，約85%がキャリア化する。母のHBe抗原陰性の場合でも，放置すると児への感染は約10%だがまれに劇症肝炎を発症する[50,51]。

1) 管理・治療

◆抗HBs人免疫グロブリン（HBIG）

生後早期に1回目のHBIG（200 IU）をim（左右大腿に0.5 mLずつ）する*（12時間以内が望ましい。HBs抗原結果を待つ必要はない。感染児に投与しても問題はない）。

◆B型肝炎ワクチン

0.25 mL（5 μg）を3回，皮下注射する。

父がHBVキャリアの場合も水平感染があるため，ワクチンで予防を行いたい（HBIGは投与しない）。

2) 検査

生後9～12か月にHBs抗原，HBs抗体検査を行う。

【方法】

① HBs抗原陰性かつHBs抗体≧10 mIU/mL
→予防処置を終了する

② HBs抗原陰性かつHBs抗体＜10 mIU/mL
→HBワクチンを追加投与する

③ HBs抗原陽性
→B型肝炎ウイルス感染成立の可能性がある

表N-25　HBs抗原陽性母体からの児の対応

	0	1	2	6	9～12か月
HBIG	⇩		(⇩)注1		
HBワクチン	⇩	⇩	(⇩)注2	⇩	
検査					◯注3

B型肝炎ウイルス母子感染予防のための指針（日本小児科学会）より

注1：免疫応答が未熟なため出生体重＜1,500 gの児は生後2か月のHBIGも考慮される。

注2：免疫応答が未熟なため出生体重＜2,000 gの児は生後2か月のHBワクチンも考慮される。

注3：検査項目はHBs抗原，HBs抗体，AST，ALT。

クリニカルメモ

＊筋肉注射は臀部の上外4分の1ではなく，大腿前面中央やや外側である「上前腸骨棘と膝蓋骨を結ぶ線の中点付近でこの線上あるいは外側」が接種部位として選ばれるべきである[52]。

N-13 C型肝炎ウイルス（HCV）

輸血による感染が減少し母子感染が主な感染経路である。感染児の症状として，AST，ALTの軽度上昇を認めるが劇症肝炎の報告はない[53,54]。肝線維化の進行は遅く，小児期に肝がん発症の報告はない。研究班から指針が出ている[54]。

1）検査

HCV-RNA陽性の母から生まれた新生児の約10％に母子感染がある（RNA量高値> 10^6 copies/mLはリスクファクターであるが，高値でも非感染例が少なくない）。

感染した児は生後0〜3か月頃までにHCV-RNA陽性になるが，約30％は3歳頃までにHCV-RNAが自然に陰性化する（再度陽性化することもある）。

母から移行したHCV抗体は1歳過ぎまで陽性のことがある[55]。

表N-26　C型肝炎ウイルスキャリア妊婦からの出生児の検査と管理[54]

母の状態	児の検査		児の検査結果とその対応
HCV-RNA陽性	月齢3〜4 ・AST ・ALT ・HCV-RNA	HCV-RNA陽性なら	・月齢6から半年ごとのAST，ALT，HCV-RNA，HCV抗体値から，感染持続の有無を確認 ・HCV-RNA陰性化したら，HCV抗体（母からの移行抗体）の陰性化を確認
		HCV-RNA陰性なら	・月齢6，12でHCV-RNA陰性の確認 ・月齢18以降にHCV抗体陰性化を確認 ・上記を満たせばフォロー終了
HCV-RNA陰性 HCV抗体陽性	月齢18以降 ・HCV抗体	HCV抗体陽性なら	・感染があったと考え，AST，ALT，HCV-RNAから，感染既往か感染持続中かを確認
		HCV抗体陰性なら	・フォロー終了

2）管理・治療

母乳哺育は感染率を上げないとされ，母乳を止める理由はない。日常生活の制限もない。

治療は3歳以降に，検査結果からインターフェロンなどの投与を考慮する（HCV-RNAが自然に陰性化する例があるので，それまでは治療を行わない）。

N-14 成人T細胞白血病ウイルス（HTLV-1）

成人T細胞白血病を引き起こす human T-cell leukemia virus type 1（HTLV-1）は，母乳を介して感染する。しかし完全人工乳でも3.3％の感染があり，子宮内や産道での感染路も考えられる[56]。

1）管理

〈授乳方法〉

栄養方法によって感染の多寡が違う。厚生労働省研究班による「HTLV-1母子感染予防対策保健指導マニュアル」[56]も参考にし，栄養方法の選択を慎重に行う。

◆母乳と人工乳

HTLV-1母子感染は母乳を介して成立し，授乳期間の長さと授乳の量により感染率が異なる。長期（生後90日以上）に母乳を与えると感染率は17.7％とされる[54]。短期母乳栄養（生後90日未満）での感染率は1.9％であるが，授乳が中断できず母乳栄養期間が長期化する可能性があり，授乳中断のための具体的な情報提供や支援が必要である。

早産児は免疫能が低く，母体からの抗体移行が少ないので経母乳感染が成立しやすい。

母乳は冷凍（－20℃で12時間）すると感染細胞が破壊されるので，早産児での投与は考慮される。

2）検査

母子感染の有無については，3歳以降に抗体検査を行う。

N-15 真菌（カンジダ）

妊婦の腟培養でのカンジダ陽性率は約14％である[57]。新生児期の真菌感染はカンジダが主である（90％以上）。

成熟児では約3％で鵞口瘡を発症する。極低出生体重児では2～5％に全身性カンジダ感染症を発症，致命率も高い[2,58]。

1）症状

表在性感染では鵞口瘡，乳児寄生菌性紅斑，先天性皮膚カンジダ症などがある。

深在性感染では感染症状がある（⇨N-2）。腸管カンジダ症＊では腸の動きが悪く，血小板減少や高血糖，CRPは軽度上昇，白血球数は正常か低下（好酸球増加）などがある[2]。

2）治療

抗菌薬や脂肪乳剤の投与，中心静脈カテーテルやドレーンの留置などは真菌感染のリスクであり，中止したい。

〈外用薬〉

表在性感染では外用薬の塗布のみで予後は良好である。

〈深在性真菌症治療薬〉（いずれかを選択）

◆ アムホテリシンB
◆ フルコナゾール
◆ ミカファンギン

表N-27　深在性真菌症治療薬

アムホテリシンB：AMPH（ファンギゾン®）	
使い方	初回0.1 mg/kgで開始，その後1日ごとに1～1.5 mg/kgまで増量する。1日1回，6時間以上でdiv（24時間が望ましい）
注意：腎への障害があるので注意する。	
フルコナゾール：FCZ（ジフルカン®）	
使い方	3～6 mg/kg（重症時：12 mg/kg），1日1回，1～2時間でdiv
備考：髄液への移行がよい。	
ミカファンギン：MCFG（ファンガード®）	
使い方	1～3 mg/kg（重症時：6 mg/kg），1日1回，1時間以上でdiv
注意：低出生体重児では血中濃度が低くなるので注意する。　アゾール系薬が無効のアスペルギルスや耐性カンジダにも有効。	

クリニカルメモ ⋯⋯⋯⋯⋯⋯⋯⋯⋯⋯⋯⋯⋯⋯⋯⋯⋯⋯⋯⋯⋯⋯⋯⋯

＊26週未満の児で腸管カンジダからの全身感染症の予防の報告がある[2]。また，血糖や血小板数の安定，腸管蠕動の改善，NECやFIPの罹患率を下げたとの報告[59]もある（⇨J-6）。

N-16 クラミジア

新生児のクラミジア・トラコマティス感染は経産道感染が主で，破水例では胎内感染もある。妊婦のクラミジア抗体(IgG，IgA)陽性率は約10%，そしてクラミジア検出陽性率(感染率)は約5%とされる[60]。

1)症状

感染妊婦より出生した児の18〜50%で結膜炎(発症時期は生後1週)が，11〜28%に鼻咽頭炎が，3〜18%で肺炎(発症時期は生後2週〜4か月)を認める[60]。1/100〜700新生児でクラミジア肺炎が発症する計算になる。

2)診断

診断は結膜または後鼻腔のクラミジア抗原の検出，クラミジア特異的IgM抗体の検出である。

3)治療

〈抗菌薬〉

◆エリスロマイシン・コリスチン
◆エリスロマイシン
◆クラリスロマイシン

表N-28　クラミジアの薬物療法

エリスロマイシン・コリスチン：EM・CL(エコリシン®)	
使い方	1週間点眼する
注意：点眼だけでは鼻咽頭の菌定着，肺炎予防にはならない。抗菌薬の内服も併せて勧められる。	
エリスロマイシン：EM(エリスロシン®)	
使い方	40〜50 mg/kg/日，2〜3週間内服する
クラリスロマイシン：CAM(クラリス®，クラリシッド®)	
使い方	10〜15 mg/kg/日，2〜3週間内服する

クリニカルメモ ……………………………………………………………
＊生後2週間以内にマクロライド系抗菌薬を投与された児では，幽門狭窄症の発症に対する調整後リスク比(RR)が29.8倍と高く，生後2週間以内に母に投与されてもRRは3.24と高かったとする報告がある[61]。

N-17 インフルエンザウイルス

日本小児科学会から，インフルエンザウイルス感染へ対応案がある[62]（シーズンによっては変更もありうるので最新情報を入手したい）。

原則，母乳栄養を行う。母による児のケアが可能なら，マスクやガウンを使い，しっかりした手洗いのあとに，直接母乳を与えてもよい。母による児のケアが不能なら，搾母乳を健康な第3者に与えてもらう。

表N-29 周産期のインフルエンザウイルス感染への対応[62]

母の状況	母子の対応
分娩前8日以前に発症し，治癒した場合	・通常の新生児管理
分娩前7日〜分娩までに発症した場合	・母子は同室とするが，ほかの母子から隔離を行う ・母から新生児への飛沫・接触感染予防策を講じる（解除は発症後7日以降） ・オセルタミビルの予防投与はせず，児の観察をする
分娩後〜退院までに発症した場合（カンガルーケアや直接授乳で濃厚接触の場合）	・母子は同室とするが，個室隔離とする ・母から新生児への飛沫・接触感染予防策を講じる（解除は発症後7日以降） ・児は保育器に収容などで，感染の可能性に注意を払う ・オセルタミビルの予防投与はせず，児の観察をする

・早産児の場合，NICUで保育器隔離をし，治療やケアを行う
・オセルタミビルの予防投与はせず，児の症状の観察やモニタリングをする
・母は発症後7日間は，原則，NICUに入室しない

1）診断

新生児に発熱，上気道症状（咳嗽，鼻汁，鼻閉），活気不良，哺乳不良，呼吸障害（多呼吸，酸素飽和度低下），無呼吸発作，易刺激性などがあれば，検査診断を行う（簡易迅速診断キットによる抗原検査，可能ならRT-PCR検査も施行）。

2）治療

〈薬物療法〉

◆オセルタミビル

表N-30 オセルタミビル（タミフル®）

使い方[59]	3 mg/kgを1日2回，5日間内服 体重2,500 g未満の児，生後2週以内の新生児（承認されている投与は生後2週以降）で投与する場合は，下痢や嘔吐，その他の症状発現に十分注意する

N-18 結核 [63,64]

新生児結核には胎内で感染する先天性結核と，出生後に感染する後天性結核がある。先天性結核はまれであり，母が肺結核というだけでは出生前に感染することはない。

児への感染経路は，臍帯静脈や胎盤経由の血行性感染，感染した羊水吸引による経気道感染，経消化管感染がある。後天性結核は経気道感染である。

1）症状

呼吸障害，発熱，肝脾腫，腹部膨満，哺乳不良，リンパ節腫脹，耳漏，体重増加不良，皮疹など非特異的な症状を呈する。出生時には症状を認めず，生後2～3週後に発症することも多い。

2）検査

胃液の抗酸菌塗抹，培養，結核菌PCRを3日間連日施行する。髄液検査も積極的に考慮し，一般検査，抗酸菌塗抹，培養，結核菌PCRを施行する。胸部X線，胸部CT，腹部エコーで病変検索を行う。ツベルクリン皮内反応は陽性なら診断的価値はあるが，陰性だからといって感染を否定できない。

3）管理・治療

母体が潜在性結核であった場合は，児に対する検査や治療は不要でルチーン評価を行う。

〈隔離〉

母体が活動性結核である場合，児の評価が判明するまでは隔離とする。排菌が疑われるときは前室のある陰圧個室管理で，入室する者はN95マスクを着用する。

〈治療〉

母体が活動性結核の場合は，児の各種検査が陰性であっても，潜在性結核として予防的治療イソニアジド10～15 mg/kg/日を分1で開始する。活動性結核の場合は，小児感染症の専門医に相談のうえ診断に応じて治療を行う。

文献

1) 大城 誠，北島博之：極低出生体重児における感染症に関する全国調査：2000年と2010年出生児の比較．日未熟児新生児会誌26：99-104，2014

2) Hornik CP, Fort P, Clark RH, et al：Early and late onset sepsis in very-low-birth-weight infants from a large group of neonatal intensive care units. Early Hum Dev88：S69-74, 2012

3) Morioka I, Morikawa S, Miwa A, et al：Culture-proven neonatal sepsis in Japanese neonatal care units in 2006-2008. Neonatology 102：75-80, 2012

4) Schrag SJ, Farley MM, Petit S, et al：Epidemiology of Invasive Early-Onset Neonatal Sepsis, 2005 to 2014. Pediatrics138：e20162013, 2016

5) Oski FA, Naiman JL：Normal blood values in the newborn period. In Oski FA, Naiman JL（eds）：Hematological Problems in the Newborn, 3rd ed, WB Saunders, 1-31, 1982

6) Stocker M, Fontana M, El Helou S, et al：Use of procalcitonin-guided decision-making to shorten antibiotic therapy in suspected neonatal early-onset sepsis：prospective randomized intervention trial. Neonatology97：165-74, 2010

7) 川崎裕香子，吉田丈俊：敗血症・髄膜炎・肺炎．周産期医46（増刊）：619-21，2016

8) 安次嶺 馨：新生児敗血症と母体菌血症．日未熟児新生児会誌10：1-9，1998

9) Remington JS, Klein JO, Wilson CB, et al：Infectious Diseases of the Fetus and Newborn Infant, 7th ed, Saunders, 1193, 2010

10) 高橋尚人：監視培養陰性の日齢14の超低出生体重児の感染症に対する抗菌薬の選択をどうするか？．周産期医45：375-7，2015

11) 北東 功，伊東祐順（編著）：抗菌薬．新生児室・NICUで使う薬剤ノート，改訂4版，メディカ出版，2-23，2014

12) 城 裕之：新生児の抗菌薬選択．周産期医46（増刊）：1079-81，2016

13) 委員会報告集：新生児投与量及び抗菌薬略語一覧．日化療会誌64：63-5，2016

14) 佐藤雅彦，木村利美，野渡正彦，他：新生児における硫酸アルベカシンの薬物動態の検討．日新生児会誌38：46-51，2002

15) Bradley JS, Nelson JD, Kimberlin DW, et al：2012-2013 Nelson's Pediatric Antimicrobial Therapy, 19th ed, American Academy of Pediatrics, 32-5, 2012

16) 日本化学療法学会：MRSA感染症の治療ガイドライン―2017年改訂版，125-6，2017

17) 小山典久：交換輸血は超早産児の重症感染症に有効か？ Neona Care16：886-92，2003

18) INIS Collaborate Group：Treatment of neonatal sepsis with intravenous immune globlin. N Engl J Med365：1201-11, 2011

19) Matsubara K, Hoshina K, Kondo M, et al：Group B streptococcal disease in infants in the first year of life：a nationwide surveillance study in Japan, 2011-2015. Infection45：449-58, 2017

20) 保科 清，鈴木葉子，仁志田博司，他：最近6年間のB群レンサ球菌（GBS）感染症についてのアンケート調査結果．日周産期・新生児会誌42：7-11，2006

21) Verani JR, McGee L, Schrag SJ, et al：Prevention of perinatal

group B streptococcal disease—revised guidelines from CDC, 2010. MMWR Recomm Rep59(RR10)：1-32, 2010

22) 日本産科婦人科学会，日本産婦人科医会（編集・監修）：正期産新生児の早発型B群溶血性レンサ球菌（GBS）感染症を予防するためには？. 産婦人科診療ガイドライン―産科編，日本産科婦人科学会，341-4, 2017

23) 森岡一朗，高橋尚人，北島博之：新生児集中治療室（NICU）におけるメチシリン耐性黄色ブドウ球菌（MRSA）保菌・感染症に関する全国調査. 日未熟児新生児会誌24：629, 2012

24) 日本小児科学会新生児委員会：NICU内のMRSA保菌についての見解と提言. 日小児会誌109：1398-9, 2005

25) 北島博之，隅清彰，田中真也，他：新生児集中治療室（NICU）におけるMRSA感染撲滅対策. 日未熟児新生児会誌18：42-8, 2006

26) 大城誠，高橋理栄子，西川浩，他：新生児集中治療室におけるメチシリン耐性黄色ブドウ球菌保菌児の減少―手袋着用の効果. 日小児会誌102：1171-5, 1998

27) 松村寿子，市場博幸，保田典子，他：NICUにおける標準予防策の徹底がMRSA保菌者数，感染者数に及ぼす効果. 日未熟児新生児会誌21：231-6, 2009

28) 鈴木昭子，中村友彦，小見山淳，他：超低出生体重児の上気道常在細菌叢と口腔内母乳塗布のMRSA保菌への影響. 日小児会誌107：480-3, 2003

29) 河原田勉，氏家二郎，有賀裕道，他：超早期授乳および母乳口腔内滴下のメチシリン耐性黄色ブドウ球菌保菌に対する防御効果. 日未熟児新生児会誌16：194-202, 2004

30) 森島恒雄，川名尚，平山宗宏：新生児ヘルペス全国調査. 日小児会誌93：1990-5, 1989

31) 寺田喜平：妊娠中のウイルス感染と胎児への影響. 小児科47：1622-6, 2006

32) Kimberlin DW, Baley J：Guidance on management of asymptomatic neonates born to women with active genital herpes lesions. Pediatrics131：e635-46, 2013

33) 新井千恵，野澤智，横田俊平，他：全身型単純ヘルペスウイルスⅡ型感染症に髄膜炎および血球貪食症候群を併発した一新生児例. 日臨免疫会誌35：87-91, 2012

34) American Academy of Pediatrics. Herpes simplex. Red Book：2015 Report of the Committee on Infectious Diseases, 30th ed, In Kimberlin DW, Brady MT, Jackson M, et al(eds)：American Academy of Pediatrics, 432, 2015

35) 二村真秀，武藤大輔，馬場祐三：単純ヘルペスウイルス（HSV）. 小児診療72：1643-7, 2009

36) 高橋幸博：先天性サイトメガロウイルス感染症. 周産期医29（増刊）：409-14, 1999

37) 和田和子：新生児希有疾患サーベイランス事業報告 症候性先天性サイトメガロウイルス感染症. 日未熟児新生児会誌18：99-103, 2006

38) 丸山有子，金子政時，栄鶴義人，他：サイトメガロウイルス胎内感染の予後予測と周産期管理. 日周産期・新生児会誌42：792-7, 2006

39) 岡部信彦（監修）：サイトメガロウイルス感染症. 米国小児科学会（編）：最新感染症ガイド R-Book2015，日本小児医事出版社，317-22, 2016

40) Hamprecht K, Maschmann J, Vochem M, et al：Epidemilogy of transmission of cytomegalovirus from mother to preterm infant by

N

感染症

167

breastfeeding. Lancet357：513-8, 2001

41) Yasuda A, Kimura H, Hayakawa M, et al：Evaluation of cytomegalovirus infections transmitted via breast milk in preterm infants with a real-time polymerase chain reaction assay. Pediatrics111：1333-6, 2003

42) 森内浩幸：先天性CMV感染治療プロトコール．小児感染免疫44：385-9, 2010

43) 成瀬寛夫，犬飼和久：水痘，麻疹の胎内感染症．周産期医29（増刊）：422-8, 1999

44) 岡部信彦（監修）：水痘-帯状疱疹ウイルス感染症．米国小児科学会（編）：最新感染症ガイド R-Book2015，日本小児医事出版社，846-60, 2016

45) 日本産科婦人科学会，日本産婦人科医会編集（編集・監修）：妊娠中の水痘感染については？．産婦人科診療ガイドライン—産科編，日本産科婦人科学会，374-6, 2017

46) Gershon AA：Measles. In Remington JS, Klein JO, Baker C, et al (eds)：Infectious Diseases of the Fetus and the Newborn Infants, 6th, WB Saunders, 716-26, 2005

47) 宍田紀夫：先天性風疹症候群．周産期医29（増刊）：405-8, 1999

48) Banatvala JE, Brown DW：Rubella. Lancet363：1127-37, 2004

49) 日本周産期・新生児医学会（編）：先天性風疹症候（CRS）群診療マニュアル，2014（https://www.jpeds.or.jp/uploads/files/CRS_manual.pdf）

50) 白木和夫：「B型肝炎母子感染防止事業」の改定をめぐって．日小児会誌99：1075-8, 1995

51) 長田郁夫，村上潤，白木和夫：肝炎ウイルスの母子感染．周産期医29（増刊）：441-7, 1999

52) 小池通夫：新生児への筋肉注射は大腿前面中央やや外側にすること，臀部の上外側部は小児には使ってはならぬこと．日小児会誌107：689-91, 2003

53) 小島俊行，石山功，池田誠：肝炎ウイルスキャリアの妊娠と分娩．周産期医31：577-83, 2001

54) C型肝炎ウイルス等の母子感染防止に関する研究班：C型肝炎ウイルス（HCV）キャリア妊婦とその出生児の管理指導指針．日小児会誌109：78-9, 2005

55) 小島俊行，石山功，池田誠：肝炎ウイルスキャリアの妊娠と分娩．周産期医31：577-83, 2001

56) 厚生労働省雇用均等・児童家庭局母子保健課：HTLV-1母子感染予防のための保健指導の標準化に関する研究：HTLV-1母子感染予防対策保健指導マニュアル（改訂版），平成23年3月（http://www.jsog.or.jp/public/knowledge/img/HTLV_1.pdf）

57) 竹村昌彦，末原則幸，藤村正哲：産科要因と新生児感染症．周産期医29（増刊）：326-31, 1999

58) 大石昌典：真菌感染症．周産期医29（増刊）：483-6, 1999

59) 向井基，茨聡，丸山有子，他：超低出生体重児の消化管穿孔—術前術後管理の諸問題．日周産期・新生児医会誌42：775-8, 2006

60) 萩原正博：クラミジア感染症．周産期医29（増刊）：476-82, 1999

61) Lund M, Pasternak B, Davidsen RB, et al：Use of macrolides in mother and child and risk of infantile hypertrophic pyloric stenosis：nationwide cohort study. BMJ348：g1908, 2014

62) 日本小児科学会，日本新生児成育医学会：インフルエンザにおける新

生児への対応案，2017年9月20日改訂(http://jsnhd.or.jp/
pdf/20170925theflu.pdf)
63) 野崎昌俊，白石 淳：結核．周産期医44(増刊)：499-504，2014
64) 堀越裕歩：結核．周産期医46(増刊)：629-31，2016

O. 新生児仮死

　出生前の胎盤血流の遮断などにより，胎児もしくは新生児の脳が，低酸素かつ虚血状態に曝されることによって引き起こされる脳症を低酸素性虚血性脳症（hypoxic-ischemic encephalopathy：HIE）とよぶ。その頻度は1～6/1,000出生であり，15～20%は死亡，25%は神経学的後遺症を残すとされている[1]。

O-1 初期対応

　新生児仮死はバッグとマスクを用いた人工呼吸だけで90%以上が，さらに胸骨圧迫と気管挿管まで加えれば99%以上が蘇生可能とされている[2]。分娩にかかわるすべてのスタッフが標準的な新生児蘇生法の理論と技術に習熟しておくことが重要である。

1）新生児仮死の評価

〈出生前の評価〉

　新生児仮死に陥る原因にはさまざまあるが，受傷機転やその強度・持続時間を推測するために，胎児心拍モニタ，胎盤所見など，産科医と協力して収集し検討する。

〈呼吸循環動態の評価〉

　呼吸循環変量の持続モニタリングを行い，臨床所見と併せ，新生児遷延性肺高血圧症やショックといった緊急性を要する病態がないか評価する。

〈HIEの重症度，治療適応の評価〉

　中等症以上のHIEに対しては低体温療法を行うことが推奨されている[2]。

　Sarnatの分類でstageⅡまでの児に比べ，stageⅢの児では予後が不良である[3]。

表O-1　Sarnatの重症度分類（Sarnat[3]/大野[4]より引用改変）

重症度	軽症 stage Ⅰ	中等症 stage Ⅱ	重症 stage Ⅲ
意識レベル	不穏	嗜眠 or 鈍麻	昏迷
筋緊張	正常	軽度低下	弛緩
肢位	軽度遠位部屈曲	高度遠位部屈曲	間欠的除脳姿勢
腱反射	亢進	亢進	減弱〜消失
吸啜反射	減弱	減弱〜消失	消失
モロー反射	顕著（容易誘発）	減弱（不完全）	消失
眼球前庭反射 人形の目反射	正常	亢進	減弱〜消失
緊張性頸反射	軽度出現	高度出現	消失
自律神経機能	交感神経優位	副交感神経優位	交感，副交感抑制
瞳孔	散瞳	縮瞳	種々，左右不同，対光反射減弱
心拍	頻脈	徐脈	種々
気管唾液分泌	低下	増加	種々
消化管蠕動	正常〜減弱	亢進，下痢	種々
けいれん発作	なし	通常あり	通常なし
脳波所見	正常	初期：低振幅で持続的δ，θ波 後期：周期性 けいれん：焦点性	初期：平坦波を伴う周期性 後期：全般的平坦
持続	24時間以内	2〜14日	数時間〜数週間
予後*	死亡率0% 重度後遺障害5%	死亡率10% 重度後遺障害30%	死亡率50% 重度後遺障害100%

＊生後1週の時点で評価した場合の予後予測

Thompsonスコアで，10点以上で中等症，12〜15点で重症である（日齢3〜4で悪くなる）。最大スコア>15点なら92%が後遺症を呈する[5]。

表O-2　Thompsonの低酸素性虚血性脳症スコア（Thompson[5]より引用改変）

所見	0	1	2	3
筋緊張	正常	亢進	低下	弛緩
意識状態	正常	興奮・開眼	傾眠	昏睡
けいれん発作	なし	1日3回未満	1日3回以上	
姿勢	正常	ペダル漕ぎ 握りこぶし	遠位部屈曲	除脳硬直
モロー反射	正常	部分的	なし	
把握反射	正常	減弱	なし	
吸啜反射	正常	減弱	なし	
呼吸	正常	過呼吸	間欠的無呼吸	自発呼吸なし
大泉門	正常	膨隆	緊満	

O-2 検査
1）血液・髄液

生後1時間以内に血液ガス分析をする（臍帯血，動静脈血，毛細血管血など）。血液pH＜7.00，base excess（BE）＜－15 mmol/Lの児は予後が悪い[6〜8]。

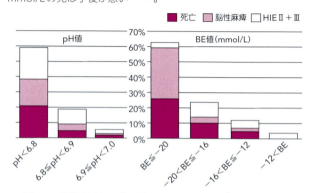

図O-1　臍帯動脈血液ガス分析と児の転帰（Kelly[8]より引用改変）

臍帯血pH＜6.8だと，59％の症例がHIE stage ⅡまたはⅢであり，そのなかで17％が脳性麻痺を呈し，21％が2歳までに死亡していた。同様にBE≦－20だと，63％の症例がHIE stage ⅡまたはⅢであり，そのなかで33％が脳性麻痺を呈し，26％が2歳までに死亡していた。

ほかには，白血球数と分画，赤血球数，Hb，Ht，血小板数，TP，Alb，AST，ALT，BUN，Cr，CK（アイソエンザイムも調べる），LDH，Ca，Na，K，Cl，アンモニア，凝固線溶系，NSE（血液と髄液），乳酸などを測定する[4,9]。

2）画像・生理機能検査
〈頭部超音波検査〉

最重症の場合，日齢1以降にbright brain像を呈する。

低体温療法を施行しない場合，生後72時間以内の前大脳動脈，中大脳動脈などでの拡張期血流速度の増加とresistance index（RI）の低下（＜0.55）は，神経学的予後不良を示唆する[10]（低体温療法を施行している場合は感度も特異度も下がるため，復温終了後の評価を参考にする）[11,12]。

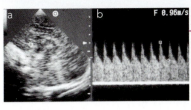

図O-2 HIE児の頭部超音波検査所見
a：全体に輝度が高く，脳室もはっきり見えないbright brain像。
b：前大脳動脈の拡張期血流速度が増加し，RIは低下している。

〈MRI検査〉

MRI検査は重症度評価，予後予測に有用である[13]。拡散強調像は急性期の病変には鋭敏であるが，生後24時間以内，逆に日齢5以降は異常所見を呈さないことが多い。また，T1・T2強調画像やFLAIR法などは，中等症例では日齢5以降から異常所見がみられるようになる（重症例では日齢2〜3から）。よってMRIは，日齢5〜14にT1・T2強調画像やFLAIR法を撮像したい。加えて，日齢2〜5の拡散強調像があると予後に関する情報を得ることができる。

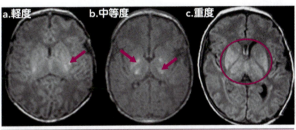

	MRI所見
a. 軽度	局所の異常（視床外腹側核や被殻背側が多い）
b. 中等度	多発 or ややびまん性に異常信号がみられる
c. 重度	深部灰白質全体に異常信号がみられる（尾状核は守られることもある）

図O-3 深部灰白質病変の重症度分類（MRI T1強調画像）（Martinez-Biarge[14]/Takenouchi[15]より引用改変）

評価では深部灰白質や内包後脚の病変に着目する。それらの部位に病変がある場合には脳性麻痺のリスクが高いとされる。一方，白質病変のみの場合には，深部灰白質病変でみられるような運動障害は少なく，認知や行動など高次脳機能に障害を残すことが報告されている[16]。

〈脳波検査〉

脳波所見の変化を経時的に評価する。神経学的な予後判定に有用である[7]。また点頭てんかんの発症を予測する。脳波所見でlow-voltage pattern，burst-suppression patternを示す児の予後は悪い。

またamplitude-integrated EEG（aEEG）での評価も有用である[17]が，低体温療法の導入には用いられなくなっている。

O-3 一般的治療・管理

1）呼吸管理

〈酸素〉

適切な酸素投与が必要である。酸素分圧は正常酸素分圧（60～80 mmHg）に維持する[4]。

〈二酸化炭素〉

低二酸化炭素血症は脳損傷を助長するので，二酸化炭素分圧を35 mmHg以下には下げない[18]。

2）循環管理

〈血圧〉

循環管理の目標は組織血流の確保である。一般には成熟児では平均血圧＞35～40 mmHgを維持する。心拍数と血圧は数少ない循環指標ではあるが，数字だけに惑わされずに，尿量や乳酸アシドーシスの改善など臨床的エンドポイントにも注意を払う必要がある。

〈輸液〉

十分な脳循環を保つために極端な水分制限は避け，循環血液量の維持に努める。過度の水分制限は有効循環血液量の不足や過粘稠度症候群の危険もあるので注意を要する。

〈新生児遷延性肺高血圧症〉（⇨C-10）

新生児仮死に，新生児遷延性肺高血圧症を併発することがある。肺損傷が強くないのに人工呼吸管理下でもチアノーゼが強い場合に疑う。

3）代謝・電解質などの管理

〈血糖〉

低血糖（＜40 mg/dL）および高血糖（＞150 mg/dL）は中等症以上のHIEでは不良予後との関連が報告されている[19]。血糖は60～120 mg/dLに維持することが望ましい。

〈電解質〉

　低体温療法中には低K血症，復温時には高K血症をきたしやすい。

　また低酸素性虚血性脳症例では低Ca血症を多く経験するが，神経損傷を悪化させる可能性や脂肪壊死[20]との関連があり，Caの過剰投与は控えたい[21]。

〈アシドーシス〉(⇨C-12)

　HIEの児では混合性アシドーシスを呈することが多い。アシドーシスの補正はその原因によって対応が異なる。乳酸アシドーシスが存在する場合には組織循環の改善のため容量負荷および必要なら心血管作動薬の投与を行う。

〈DIC〉(⇨N-4，P-1)

　DICも併発しやすい。仮死はDICの基礎疾患の1つである。出血傾向，頭蓋内出血や肺出血などに注意し，発症を疑ったら遅れることなく抗凝固療法を行う。

4）栄養管理(⇨H-1)

　経腸栄養確立までに時間がかかることが予想される場合には，異化を防ぐために，経静脈的にアミノ酸，脂肪の投与を考慮する。

5）けいれん管理(⇨E-2)

　けいれん発作は脳神経の興奮性傷害を助長する可能性があることから，状況に応じて抗けいれん薬による治療を検討すべきである。

新生児仮死

O-4 低体温療法

　中等症以上の HIE に対しては低体温療法を行うことが推奨されている[2]。低体温療法適応基準のなかでも基準 B の脳症の存在はとくに重要であり，Sarnat の重症度分類や Thompson スコアなどを用いて確認をする。

表O-3　低体温療法の適応基準（Takenouchi[15]）より引用改変）

除外基準	在胎36週未満または出生体重1,800 g未満 冷却開始の時点で，生後6時間を超えている場合 大きな奇形を認めるもの 低体温療法によるリスクが利益を上回ると判断した場合 必要な体制を整えられない場合
基準A （重度の低酸素虚血負荷）	少なくとも以下のうち1つ以上を満たす ・アプガースコア10分値≦5点 ・10分以上の持続的な新生児蘇生（気管挿管，陽圧換気など）が必要 ・pH＜7.00＊ ・BE＜－16 mmol/L＊ ＊臍帯血または生後60分以内の血液検査（動脈，静脈，毛細血）
基準B （中等度以上の脳症）	意識障害（傾眠，鈍麻，昏睡）を認める（≒中等症から重症脳症に相当） それに加えて，少なくとも以下のうち1つ以上を認める ・筋緊張低下 ・人形の目反射の消失or瞳孔反射異常を含む異常反射 ・吸啜の低下or消失 ・臨床的けいれん
基準C （中等度以上のaEEG異常） 必須ではない	aEEGの記録で中等度以上の異常orけいれんを認める ・中等度異常：upper margin＞10 μVかつlower margin＜5 μV ・高度異常：upper margin＜10 μV ・けいれん：突発的な電位の増加と振幅の狭小化（それに引き続いて起こる短いburst suppressionも含む）

　一方で，脳症の重症度が基準Bを満たすのか迷うケースは少なくない。しかし，冷却の遅れは治療効果を指数関数的に減ずるため，一次施設においては基準Aを満たした段階で冷却可能施設に相談すべきである。

　またHIEは進行性の病態であるため，脳症の重症度が基準に満たないと判断した場合にも，生後6時間までの間に神経学的評価を繰り返し，判断すべきである。

　なお，軽症HIEの児においても高体温[22]，低二酸化炭素血症[18]

は予後不良因子であるため注意する。軽症HIEの児においても比較的高率にMRI異常を呈することが報告されている[23]。

1）冷却方法と体温管理

冷却法には全身冷却と選択的頭部冷却がある。いずれも同等の脳保護効果をもたらすが，選択的頭部冷却は温度管理が煩雑で最適化されたユニットが日本では販売されていないことを考えると，全身冷却が勧められる。

目標深部体温は全身冷却では33.5℃，選択的頭部冷却では34.5℃とする。新生児の熱産生能力は成人に比べ著しく低いため，適切な表面冷却を施行すれば，通常30分程度で達成することができる。冷却開始後72時間で復温を開始する。復温は1時間に0.5℃を超えない範囲で，通常6〜8時間程度で36℃台に到達させる。

安定した体温管理には，食道もしくは直腸プローブによる体温の持続モニタリングと，機械制御式の専用冷却器の使用が必須である。

2）鎮静（⇨C-2）

新生児では深い鎮静なしでも冷却導入できるが，適切な鎮静がないと興奮性の脳傷害を助長したり，体温の乱高下を招き脳保護効果を減じる可能性がある。不快な刺激によるストレス緩和を目的として麻薬系の薬剤を用いる。

筋弛緩薬は冷却導入に不要であり，けいれんや神経学的所見も隠してしまうため，呼吸管理上の適応がない限り使用すべきでない。

3）全身管理

〈呼吸管理〉

低体温療法中も，正常な酸素や二酸化炭素レベルを目標とする。低体温では全身組織代謝が抑えられるため，酸素消費と二酸化炭素産生が減少し，冷却前の呼吸器設定を続けると，高度な低二酸化炭素血症・アルカローシスに陥りやすい。とくに低二酸化炭素血症の持続は18〜22か月時の神経学的予後を悪化させる[18]。

また日本で一般的である37℃における測定（α-stat法）を用いると二酸化炭素分圧は10%程度高めに表示されることも考慮する必要がある[24]。可能なら患児体温補正値（pH-stat法）で正常pH・酸素・二酸化炭素分圧を維持する。

新生児仮死

呼吸器から供給されるガスは，患児体温に合わせて加温・加湿する必要があるが，低体温モードを搭載した加湿加湿がほとんどないことから，温湿度計による測定や，気道分泌物の量などを参考に調節する必要がある[25]。

〈循環管理〉

徐脈への対処が重要である。低体温下では90～100/分の心拍数は正常である。120/分が持続する場合は，むしろ頻脈と判断し，ストレスや循環不全，けいれん様発作などを疑うべきである。

また，低血圧へも対処したい。低体温環境では，循環抑制・交感神経刺激が共存し，血圧は不変～上昇するが，鎮静薬の効果で低下することもある。過度の血圧上昇の際にはストレスによる交感神経刺激やけいれん様発作を疑う。血圧だけでなく，超音波所見・尿量・血清乳酸値などから，組織還流不全を判断する。

〈けいれん発作への対処〉（⟳ E-2，O-2）

初回の発作は冷却導入後8～30時間程度および復温時にみられやすい[26]。この時期を含め可能な限りaEEGの持続モニタリングを行う。

けいれん発作は，興奮性傷害を助長する可能性があることに加え，深部体温を急激に上昇させることから，状況に応じて抗けいれん薬による治療を検討すべきである。

4）低体温療法の効果判定

〈重症度判定〉（⟳ O-1）

Sarnat分類は急性期における評価と遠隔期予後との関係は明確ではない[3]。

Thompsonスコアは日齢3～4で最大値をとる（Max値＞15で陽性的中率92%）[5]。低体温療法を施行している場合には最大値はより早い日齢で観察される[27]。

〈頭部超音波検査〉

脳血流RIの低下（≦0.55）は低体温療法を施行していない児の予後予測としては有用（陽性的中率75%）だが，低体温療法施行児では予後予測の精度が低くなり，予後予測に使うことができない[11,12]。

〈脳波〉

　正常トレース（Toet / Hellstom-Westas らの分類）[28]へ回復する時間と sleep-wake cycle（SWC）に注目する。

　神経学的予後良好例は，低体温療法を施行していない場合には生後24時間までに，施行例では生後48時間までに正常トレースに回復する[29]。

　低体温療法施行例においては120時間以内のSWCの確立は予後良好につながることが報告されている（陽性的中率68％）[29]。

新生児仮死

文献

1) Olsen SL, Dejonge M, Kline A, et al：Optimizing therapeutic hypothermia for neonatal encephalopathy. Pediatrics131：e591-603, 2013

2) Perlman JM, Wyllie J, Kattwinkel J, et al：Part 7：Neonatal Resuscitation：2015 International consensus on cardiopulmonary resuscitation and emergency cardiovascular care science with treatment recommendations. Circulation132(Suppl)：S204-41, 2015

3) Sarnat HB, Sarnat MS：Neonatal encephalopathy following fetal distress. A clinical and electroencephalographic study. Arch Neurol33：696-705, 1976

4) 大野 勉：仮死児の検査. 周産期医 30(増刊)：633-40, 2000

5) Thompson CM, Puterman AS, Linley LL, et al：The value of a scoring system for hypoxic ischaemic encephalopathy in predicting neurodevelopmental outcome. Acta Paediatr86：757-61, 1997

6) Goldaber KG, Gilstrap LC, Leveno KJ, et al：Pathologic fetal acidemia. Obstet Gynecol78：1103-7, 1991

7) 常石秀市, 大野 勉：新生児低酸素性虚血性脳症全国調査―脳低温療法の適応症例選択基準の確立に向けて. 日周産期・新生児会誌42：596-603, 2006

8) Kelly R, Ramaiah SM, Sheridan H, et al：Dose-dependent relationship between acidosis at birth and likelihood of death or cerebral palsy. Arch Dis Child Fetal Neonatal Ed, 2017, doi：10.1136/archdischild-2017-314034. [Epub ahead of print]

9) 野沢政代, 大野 勉：低酸素性虚血性脳症. 小児診療62：1745-54, 1999

10) Archer LN, Levene MI, Evans DH：Cerebral artery Doppler ultrasonography for prediction of outcome after perinatal asphyxia. Lancet2：1116-8, 1986

11) Elstad M, Whitelaw A, Thoresen M：Cerebral resistance index is less predictive in hypothermic encephalopathic newborns. Acta Paediatr100：1344-9, 2011

12) Skranes JH, Elstad M, Thoresen M, et al：Hypothermia makes cerebral resistance index a poor prognostic tool in encephalopathic newborns. Neonatology106：17-23, 2014

13) Ment LR, Bada HS, Barnes P, et al：Practice parameter：neuroimaging of the neonate：report of the Quality Standards Subcommittee of the American Academy of Neurology and the Practice Committee of the Child Neurology Society. Neurology58：1726-38, 2002

14) Martinez-Biarge M, Diez-Sebastian J, Rutherford MA, et al：Outcomes after central grey matter injury in term perinatal hypoxic-ischaemic encephalopathy. Early Hum Dev 86：675-82, 2010

15) Takenouchi T, Iwata O, Nabetani M, et al：Therapeutic hypothermia for neonatal encephalopathy：JSPNM & MHLW Japan Working Group Practice Guidelines Consensus Statement from the Working Group on Therapeutic Hypothermia for Neonatal Encephalopathy, Ministry of Health, Labor and Welfare

(MHLW), Japan, and Japan Society for Perinatal and Neonatal Medicine (JSPNM). Brain Dev34：165-70, 2012

16) Martinez-Biarge M, Bregant T, Wusthoff CJ, et al：White matter and cortical injury in hypoxic-ischemic encephalopathy：antecedent factors and 2-year outcome. J Pediatr161：799-807, 2012

17) van Laerhoven H, de Haan TR, Offringa M, et al：Prognostic tests in term neonates with hypoxic-ischemic encephalopathy：a systematic review. Pediatrics131：88-98, 2013

18) Pappas A, Shankaran S, Laptook AR, et al：Hypocarbia and adverse outcome in neonatal hypoxic-ischemic encephalopathy. J Pediatr158：752-8, 2011

19) Basu SK, Kaiser JR, Guffey D, et al：Hypoglycaemia and hyperglycaemia are associated with unfavourable outcome in infants with hypoxic ischaemic encephalopathy：a post hoc analysis of the CoolCap Study. Arch Dis Child Fetal Neonatal Ed 101：F149-55, 2016

20) Strohm B, Hobson A, Brocklehurst P, et al：Subcutaneous fat necrosis after moderate therapeutic hypothermia in neonates. Pediatrics128：e450-2, 2018

21) 後藤彰子(監修)：虚血性脳障害. 新生児診療マニュアル, 3版, 猪谷泰史, 大山牧子, 星野陸夫(編)：東京医学社, 167-74, 2001

22) Laptook AR, McDonald SA, Shankaran S, et al：Elevated temperature and 6- to 7-year outcome of neonatal encephalopathy. Ann Neurol73：520-8, 2013

23) Gagne-Loranger M, Sheppard M, Ali N, et al：Newborns referred for therapeutic hypothermia：Association between initial degree of encephalopathy and severity of brain injury(What about the newborns with mild encephalopathy on admission?). Am J Perinatol33：195-202, 2016

24) Groenendaal F, De Vooght KM, van Bel F：Blood gas values during hypothermia in asphyxiated term neonates. Pediatrics123：170-2, 2009

25) Tanaka S, Iwata S, Kinoshita M, et al：Use of normothermic default humidifier settings causes excessive humidification of respiratory gases during therapeutic hypothermia. Ther Hypothermia Temp Manag6：180-8, 2016

26) Boylan GB, Kharoshankaya L, Wusthoff CJ：Seizures and hypothermia：importance of electroencephalographic monitoring and considerations for treatment. Semin Fetal Neonatal Med20：103-8, 2015

27) Azzopardi D, Strohm B, Edwards AD, et al：Treatment of asphyxiated newborns with moderate hypothermia in routine clinical practice：how cooling is managed in the UK outside a clinical trial. Arch dis child Fetal Neonatal Ed94：F260-4, 2009

28) Thoresen M, Hellstrom-Westas L, Liu X, et al：Effect of hypothermia on amplitude-integrated electroencephalogram in infants with asphyxia. Pediatrics126：e131-9, 2010

29) Takenouchi T, Rubens EO, Yap VL, et al：Delayed onset of sleep-wake cycling with favorable outcome in hypothermic-treated neonates with encephalopathy. J Pediatr159：232-7, 2011

新生児仮死

P. データ

P-1 ベッドサイド検査
1)マイクロバブルテスト

　羊水や胃液*を検体として，泡立たせたマイクロバブル(≦15μm)の数から肺の成熟度を診断する方法である。

【方法】
①検体をパスツールピペット(内径1 mm)の5 cmの高さまで吸い，カバーグラスの上に滴下する。
②先端を垂直に立てて，20回/6秒間の速さで吸引排出を繰り返し，泡を立てる。
③そのカバーグラスをホールスライドグラスに反転してかぶせる。

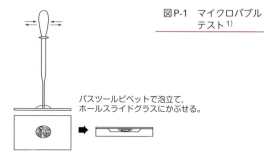

図P-1　マイクロバブルテスト[1]

④4分間静置したのちに，顕微鏡(×100)で，1 mm²のなかの直径≦15μmの泡の数を数える。
　▶▶1 mm²の目盛がなければ
　　100倍での1視野は2 mm²なので視野全体の数を1/2にすればよい。
　▶▶15μmの目盛がなければ
　　赤血球の大きさの2倍までの泡を数えればよい。

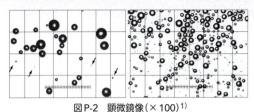

図 P-2　顕微鏡像（×100）[1]

右写真にはマイクロバブル（≦15μm）が数多くある。

【判定】

①羊水を用いた原法

▶▶ strong では RDS は起こりにくい。
▶▶ weak では RDS を発症しやすい[1,2]。

表 P-1　羊水マイクロバブルテスト[2]

小泡数/mm^2		判定
0	zero	RDS の危険性極めて高い
1	very weak	
2〜10	weak	
10〜20	medium	RDS の危険性あり
≧20	strong	RDS の危険性少ない

②カットオフ値を用いた判定

▶▶ 羊水でマイクロバブル数＜5個/mm^{2}ならば
100％で RDS を発症する。
▶▶ 胃液でマイクロバブル数＜10個/mm^{2}ならば
96％で RDS を発症する。

表 P-2　羊水，胃液のマイクロバブルのカットオフ値[3]

検体	小泡数/mm^2	鋭敏度	特異度	陽性予想値	陰性予想値
羊水	5	80%	100%	100%	91%
胃液	10	63%	99%	96%	84%

しかしカットオフ値以上でも RDS の発症はありうるので注意する[3]。

クリニカルメモ

＊以下の場合は注意が必要である。

・生後6時間以上経った胃液は安定小泡数に影響を及ぼす。
・20％以上の血液混入，10％以上の胎便の混入は肺サーファクタント活性を低下させる。
・羊水過多では，肺サーファクタントが希釈されるため，相対的に安定小泡数が少なくなる。

2) APRスコア

CRP, α1-acid glycoprotein(α1AG), haptoglobin(Hp)の3者の急性期蛋白質の値から感染の診断を行う。CRP≧1 mg/dLで陽性, α1AG, Hpは以下で陽性と判断する。しかし陽転には時間がかかるので注意する(反応時間；CRP：6～10時間, α1AG：24時間, Hp：24時間)。

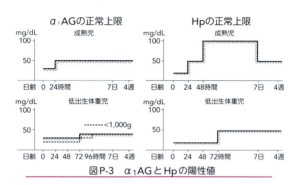

図P-3　α1AGとHpの陽性値

表P-3　APRスコア[4]

スコア	CRP	α1AG	Hp	判定
3	+	+	+	感染状態のため治療する。
2	+	+	−	
	−	+	+	感染治癒過程か, エンテロウイルス感染を疑う。注意深い観察, 必要なら治療する。
	+	−	+	
1	+	−	−	非感染状態であるが感染準備段階, 観察する。人工呼吸管理中の児でα1AG陽性は, 感染の準備段階と考え治療する。NECでも先行して上昇する。
	−	+	−	
	−	−	+	
0	−	−	−	感染なし。

3) 新生児DICスコア

新生児DICの診断は, 白幡ら(1983年)[5], 河井ら(2007年)[6]による診断基準を経て, 2016年に白幡ら[7]によって指針が提唱された。

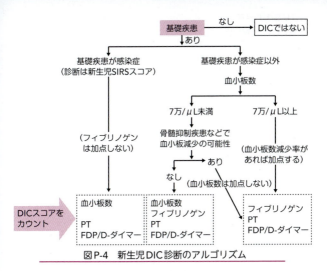

図P-4 新生児DIC診断のアルゴリズム

表P-4 新生児DIC診断基準

検査項目	数値	出生体重 1,500 g≦	<1,500 g
血小板数(/μL)	7万≦かつ24時間以内に50%以上減少	1点	1点
	5万以上〜7万未満	1点	1点
	5万未満	2点	2点
骨髄抑制疾患などの血小板減少を伴う基礎疾患のある場合には加点しない			
フィブリノゲン量 (mg/dL)	50以上〜100未満	1点	−
	50未満	2点	1点
基礎疾患が感染症(診断は新生児SIRS診断基準による)の場合は加点しない			
凝固能 PT-INR	1.6以上〜1.8未満	1点	−
	1.8未満	2点	1点
線溶能 FDPあるいは D-ダイマー	基準値の2.5倍未満	−1点	−1点
	基準値の2.5倍以上〜10倍未満	1点	2点
	基準値の10倍以上	2点	3点

【判定】 ①4点以上 ▶▶ 臨床症状あり:顕性DIC
　　　　　　　　　　臨床症状なし:非顕性DIC
　　　　②3点　　　▶▶ DICの疑い
　　　　③2点以下 ▶▶ DICの可能性は低い

クリニカルメモ ……………………………………………………………
TAT/FM/SFMCはトロンビン形成の分子マーカーで，凝固亢進の早期診断には有用な指標であるが，採血手技の影響を受けやすいので，血小板数やD-ダイマーなどのデータとあわせ評価する。血管内留置カテーテルからの採血など採血時の組織因子混入を否定できる検体では，TAT/FM/SFMCの1つ以上が異常高値の場合は，1点のみを加算する。なお，採血方法によらず，これらの測定値が基準値内のときはDICである可能性は低い。

4）Aptテスト

　新生児の吐血，下血をみたときに，分娩時に嚥下した母体血由来（HbA）か，児血由来（HbF）かを鑑別するテストである＊。

【方法】　①検体1に蒸留水5を加え，遠沈（3,000 rpm，5分）する。
　　　　　②その上清（ピンク色）を試験管に移し，1/5量の1%
　　　　　　NaOHを加え，1〜2分静置する。

【判定】　①新生児血は変色しない（ピンク色のまま）。
　　　　　②母体血は黄褐色へ変化する。

クリニカルメモ ……………………………………………………………
＊Aptテストは簡便だが精度に問題がある。HbFを液体クロマトグラフィー（HPLC）法で証明する試みがなされている[8]。

P-2 NICUで使用する微量投与薬剤

アドレナリン（ボスミン®：1 mg/1 mL/A）

作り方		0.6 mL×2×体重kg＋生食＝計20 mLとする
使い方	循環改善	0.1～1 μg/kg/分（γ）→0.1～1.0 mL/時間, div

イソプロテレノール（プロタノールL®：0.2 mg/1 mL/A）

作り方		0.6 mL×体重kg＋生食＝計20 mLとする
使い方	循環改善	0.02～0.2 μg/kg/分（γ）→0.2～2.0 mL/時間, div

備考：徐脈傾向の児で適している。
　　　肺血管抵抗を下げ肺血流を増やすので，PDAなどでは使用に注意する。

速効型インスリン（イスジリン®，ヒューマリン®R：1000 U/10 mL/V）

作り方		1 mL＋5％グルコース99 mL＝インスリン1 U/mLを作り，その1 mL＋5％グルコース23 mL＝インスリン1 U/24 mLとする
使い方	高K血症	0.5～1.5 U/kg/日→0.5～1.5 mL/kg/時間, div
作り方		1 mL＋生食99 mL＝インスリン1 U/mLを作り，その1 mL＋生食9 mL＝インスリン1 U/10 mLとする
使い方	高血糖症	0.01～0.1 U/kg/時間→0.1～1.0 mL/kg/時間, div

備考：このインスリン濃度なら輸液チューブへのインスリン吸着は少ないと思われる。

ドキサプラム（ドプラム®：400 mg/20 mL/V）

作り方		1 mL＋生食19 mL＝ドキサプラム1 mg/mLとする
使い方	無呼吸	0.1～0.5 mg/kg/時間→0.1～0.5 mL/kg/時間, div

備考：副作用の点から0.5 mg/kg/時間より少量使用が望ましい。

ドパミン：DOA（イノバン®，カコージン®：100 mg/5 mL/A）

作り方		0.6 mL×体重kg＋生食＝計20 mLとする
使い方	利尿	3～5 μg/kg/分（γ）→0.3～0.5 mL/時間, div
	循環改善	5～10 μg/kg/分（γ）→0.5～1.0 mL/時間, div

備考：DOA：DOB＝1：2～4とする。
　　　3～5 μg/kg/分（γ）の使用は腸，腎の循環に有益とされる。

ドブタミン：DOB（ドブトレックス®：100 mg/5 mL/A）

作り方		0.6 mL×体重kg＋生食＝計20 mLとする
使い方	循環改善	5～20 μg/kg/分（γ）→0.5～2.0 mL/時間, div

備考：DOA：DOB＝1：2～4とする。
　　　肺血管抵抗を下げ肺血流を増やすので，PDAなどでは使用に注意する。

トラジリン（イミダリン®：20 mg/1 mL/A）

作り方		1 mL＋生食19 mL＝トラジリン1 mg/mLとする
使い方	血管拡張	1～2 mg/kg→1.0～2.0 mL/kg，10分iv 有効なら1～2 mg/kg/時間→1.0～2.0 mL/kg/時間, div

注意：消化管出血，低血圧に注意する。
　　　肺血管抵抗を下げる効果を期待して肺高血圧症に使用する場合，右室から肺に届かせるために上肢から投与する（下肢からでは卵円孔を通り左心に流れてしまう）。

ニトログリセリン（ミリスロール®：5 mg/10 mL/A）

作り方		0.6 mL×4×体重kg＋生食＝計20 mLとする
使い方	静脈拡張	0.5〜2.0 μg/kg/分（γ）→0.5〜2.0 mL/時間，div
	動脈拡張	3〜8 μg/kg/分（γ）→3.0〜8.0 mL/時間，div

備考：非吸着性の専用点滴チューブ（ニプロ社製）を使用する。
　　　肺血管抵抗を下げる効果を期待して肺高血圧症に使用する場合，右室から肺に届かせるために上肢から投与する（下肢からでは卵円孔を通り左心に流れてしまう）。

バソプレシン（ピトレシン®：20単位/1 mL/A）

作り方	1 mLを生食9 mLで溶いて10倍に希釈 このうち1 mL×体重kg＋生食＝計20 mLとする
使い方	0.01〜0.04単位/kg/時間→0.1〜0.4 mL/時間，div

フェンタニル（0.1 mg/2 mL）

作り方		0.2 mL＋生食9.8 mL＝フェンタニル1 μg/mLとする
使い方	鎮痛	0.5〜3.0 μg/kg→0.5〜3.0 mL/kg，3〜5分でiv
		0.5〜2.0 μg/kg/時間→0.5〜2.0 mL/kg/時間，div

プロスタグランジン（脂肪乳剤：パルクス®，リプル®：5 μg/1 mL/A）

作り方		0.6 mL×4×体重kg＋生食＝計20 mLとする
使い方	動脈管開存	5〜20 ng/kg/分→0.5〜2.0 mL/時間，div

注意：無呼吸に注意する。
　　　単独ルートで投与する。
　　　10 μg/2 mL/Aもあるので希釈時には注意する。

プロスタグランジン（水性プロスタンディン®20，タンデトロン®20：20 μg/V）

作り方		3 Vを生食10 mLに溶解する（＝6 μg/mL）
使い方	動脈管開存	0.01〜0.1 μg/kg/分→0.1〜1.0 mL/kg/時間，div

注意：リポ化製剤より強力で即効性もあるが，副作用も強い。
　　　無呼吸に注意する。
　　　単独ルートで投与する。

ベクロニウム（マスキュラックス®：4 mg/V，10 mg/V）

作り方		注射用蒸留水で溶解し，ベクロニウム0.1 mg/mLとする
使い方	筋弛緩	0.1〜0.2 mg/kg→1.0〜2.0 mL/kg，iv
		0.05〜0.2 mg/kg/時間→0.5〜2.0 mL/kg/時間，div

備考：効果発現は2〜3分，持続時間は30分である。

ペンタゾシン（ペンタジン®，ソセゴン®：15 mg/1 mL/A）		
作り方	1 mL＋生食14 mL＝ペンタゾシン1 mg/mLとする	
使い方	鎮静・鎮痛	0.5〜1.0 mg/kg→0.5〜1.0 mL/kg，iv
備考：効果が不十分なら半量を追加する。 30 mg/1 mL/Aもあるので希釈時には注意する。		

ミダゾラム（ドルミカム®：10 mg/2 mL/A）		
作り方	2 mL＋生食8 mL＝ミダゾラム1 mg/mLとする	
使い方	抗けいれん	0.1〜0.5 mg/kg/時間→0.1〜0.5 mL/kg/時間，div
作り方	1 mL＋生食49 mL＝ミダゾラム0.1 mg/mLとする	
使い方	鎮静（<32週）	0.03〜0.1 mg/kg/時間→0.3〜1.0 mL/kg/時間，div
	鎮静（≧32週）	0.05〜0.2 mg/kg/時間→0.5〜2.0 mL/kg/時間，div

ミダゾラム（ミダフレッサ®：10 mg/10 mL/V）		
作り方	原液（1 mg/mL）のまま使用する	
使い方	抗けいれん	（開始）0.1 mg/kg/時間→（増量）0.05〜0.1 mg/kg/時間ずつ 0.1〜0.4 mg/kg/時間→0.1〜0.4 mL/kg/時間，div
注意：無呼吸あり，原則的には人工呼吸管理下で使用する。 急速静脈内投与をしてはならない。けいれんやミオクローヌス 様動きがある。		

ミルリノン（ミルリーラ®：10 mg/10 mL/A）		
作り方	0.3 mL×4×体重kg＋生食＝計20 mLとする	
使い方	0.75 μg/kg/分（γ）→0.7〜0.8 mL/時間を3時間 div その後0.2 μg/kg/分（γ）→0.2 mL/時間，div	
備考：肺血管抵抗を下げ肺血流を増やすので，PDAなどでは使用に注 意する。		

塩酸モルヒネ（10 mg/1 mL/A）		
作り方	0.1 mL＋生食9.9 mL＝モルヒネ0.1 mg/mLとする	
使い方	鎮静・鎮痛	0.05〜0.2 mg/kg→0.5〜2.0 mL/kg，iv 0.01〜0.05 mg/kg/時間→0.1〜0.5 mL/kg/時間，div

塩酸リドカイン（静注用キシロカイン®2%：100 mg/5 mL/A）		
作り方	1 mL＋生食19 mL＝リドカイン1 mg/mLとする	
使い方	VT	1.0 mg/kg→1.0 mL/kg，slow iv
作り方	0.6 mL×体重kg＋生食＝計20 mLとする	
使い方	VT	10〜50 μg/kg/分（γ）→1.0〜5.0 mL/時間，div

（注1）頻用されていると考えられた製品名を記載した。注射薬には数種類の
　　　規格を持つものもある。上記の作り方はそのなかの1種類を使ってい
　　　るので注意する。
（注2）生食での希釈法を記載したが，Na負荷を避けるために生食でなく5%
　　　グルコースで希釈しても構わない（マスキュラックス®は注射用蒸留水
　　　を使用）。

P-3 出生時体格標準値 9,10)
1)体重(パーセンタイル)男児(在胎22週～28週)

週	日	初産(g) パーセンタイル					経産(g) パーセンタイル				
		3	10	50	90	97	3	10	50	90	97
22	0	336	373	447	514	544	329	366	449	538	581
	1	343	382	457	526	556	336	374	460	550	595
	2	359	399	478	549	581	351	391	480	575	621
	3	366	407	488	561	594	374	399	490	587	634
	4	382	424	508	585	619	374	416	511	612	661
	5	389	433	518	597	631	381	424	521	624	674
	6	405	450	539	620	656	396	441	542	648	700
23	0	412	458	549	632	669	404	450	552	661	713
	1	420	467	559	644	681	412	458	562	673	727
	2	435	484	580	668	707	427	475	583	698	753
	3	443	493	590	680	719	435	484	594	710	767
	4	458	510	611	704	745	450	501	615	735	794
	5	466	518	621	716	757	458	509	625	748	807
	6	482	535	642	740	783	473	527	646	773	834
24	0	489	544	652	752	796	481	535	657	785	848
	1	497	553	663	764	809	489	544	668	798	861
	2	513	570	684	788	835	505	562	689	824	889
	3	521	579	694	801	848	513	571	700	837	903
	4	537	597	716	825	874	529	589	722	863	931
	5	545	606	726	838	887	537	598	733	876	945
	6	561	624	748	863	914	553	616	755	902	973
25	0	569	633	759	876	928	562	625	766	916	988
	1	578	642	770	888	941	570	634	778	929	1,002
	2	594	660	792	914	969	587	653	801	956	1,031
	3	603	670	804	927	983	595	662	812	970	1,046
	4	619	689	826	954	1,011	612	682	836	997	1,076
	5	628	698	838	967	1,025	621	691	847	1,011	1,091
	6	645	717	861	994	1,054	639	711	871	1,040	1,121
26	0	654	727	873	1,008	1,068	648	721	883	1,054	1,136
	1	663	737	884	1,022	1,083	656	730	895	1,068	1,152
	2	681	757	908	1,049	1,112	675	750	920	1,097	1,183
	3	690	766	920	1,063	1,127	684	761	932	1,112	1,198
	4	708	787	945	1,092	1,157	702	781	957	1,141	1,230
	5	717	797	957	1,106	1,173	716	791	969	1,156	1,246
	6	736	818	982	1,135	1,204	730	812	995	1,186	1,278
27	0	745	828	995	1,150	1,219	740	823	1,008	1,201	1,295
	1	754	838	1,007	1,165	1,235	749	834	1,021	1,217	1,311
	2	773	860	1,033	1,195	1,267	769	855	1,047	1,248	1,344
	3	783	870	1,046	1,210	1,283	778	866	1,060	1,263	1,361
	4	803	892	1,072	1,240	1,316	798	888	1,087	1,295	1,395
	5	812	903	1,085	1,256	1,332	808	899	1,100	1,311	1,412
	6	832	925	1,112	1,287	1,366	829	922	1,128	1,343	1,446
28	0	842	936	1,126	1,303	1,382	839	933	1,142	1,359	1,464
	1	853	948	1,139	1,319	1,399	849	944	1,155	1,376	1,481
	2	873	970	1,167	1,351	1,434	870	967	1,183	1,409	1,517
	3	883	982	1,181	1,367	1,451	880	979	1,198	1,425	1,535
	4	904	1,005	1,209	1,400	1,486	902	1,003	1,226	1,459	1,571
	5	915	1,017	1,223	1,417	1,504	913	1,015	1,241	1,476	1,589
	6	936	1,040	1,252	1,450	1,539	934	1,039	1,270	1,510	1,626

2）体重（パーセンタイル）男児（在胎29週〜35週）

週	日	初産(g)					経産(g)				
		パーセンタイル					パーセンタイル				
		3	10	50	90	97	3	10	50	90	97
29	0	947	1,052	1,266	1,467	1,557	945	1,051	1,285	1,528	1,644
	1	958	1,064	1,281	1,484	1,576	956	1,063	1,300	1,545	1,663
	2	979	1,089	1,310	1,518	1,612	979	1,088	1,330	1,581	1,701
	3	990	1,101	1,325	1,536	1,631	990	1,101	1,345	1,598	1,720
	4	1,013	1,126	1,355	1,571	1,668	1,013	1,126	1,376	1,634	1,758
	5	1,024	1,138	1,370	1,588	1,687	1,025	1,139	1,391	1,652	1,777
	6	1,046	1,163	1,400	1,624	1,725	1,048	1,165	1,423	1,689	1,817
30	0	1,058	1,176	1,416	1,642	1,744	1,060	1,178	1,438	1,708	1,836
	1	1,069	1,189	1,431	1,660	1,764	1,072	1,191	1,454	1,726	1,856
	2	1,092	1,214	1,462	1,697	1,802	1,096	1,218	1,487	1,764	1,896
	3	1,104	1,227	1,478	1,715	1,822	1,108	1,231	1,503	1,783	1,917
	4	1,128	1,254	1,510	1,752	1,862	1,133	1,259	1,536	1,821	1,957
	5	1,140	1,267	1,526	1,771	1,882	1,145	1,272	1,552	1,840	1,978
	6	1,163	1,293	1,558	1,809	1,922	1,170	1,300	1,585	1,879	2,019
31	0	1,176	1,307	1,574	1,828	1,942	1,183	1,314	1,602	1,899	2,040
	1	1,188	1,320	1,591	1,847	1,962	1,195	1,328	1,619	1,918	2,060
	2	1,212	1,348	1,624	1,885	2,003	1,221	1,356	1,653	1,957	2,102
	3	1,225	1,361	1,640	1,904	2,024	1,234	1,371	1,670	1,977	2,123
	4	1,249	1,389	1,674	1,943	2,066	1,260	1,399	1,704	2,017	2,166
	5	1,262	1,403	1,690	1,963	2,086	1,273	1,414	1,722	2,037	2,187
	6	1,287	1,431	1,724	2,003	2,129	1,299	1,443	1,757	2,077	2,229
32	0	1,300	1,445	1,741	2,022	2,150	1,312	1,457	1,774	2,097	2,251
	1	1,313	1,459	1,759	2,042	2,171	1,325	1,472	1,792	2,118	2,272
	2	1,339	1,488	1,793	2,083	2,214	1,352	1,502	1,827	2,158	2,315
	3	1,352	1,502	1,810	2,103	2,235	1,366	1,517	1,845	2,179	2,337
	4	1,378	1,532	1,845	2,143	2,278	1,393	1,547	1,880	2,220	2,380
	5	1,391	1,546	1,863	2,163	2,300	1,407	1,562	1,898	2,240	2,402
	6	1,418	1,576	1,898	2,204	2,343	1,434	1,592	1,934	2,281	2,445
33	0	1,431	1,590	1,915	2,225	2,365	1,448	1,608	1,952	2,302	2,467
	1	1,445	1,605	1,933	2,245	2,387	1,462	1,623	1,971	2,323	2,489
	2	1,472	1,635	1,969	2,286	2,430	1,490	1,654	2,007	2,364	2,532
	3	1,485	1,650	1,986	2,307	2,452	1,505	1,670	2,025	2,385	2,554
	4	1,513	1,680	2,022	2,348	2,496	1,533	1,701	2,062	2,427	2,598
	5	1,527	1,695	2,040	2,369	2,518	1,548	1,717	2,081	2,448	2,620
	6	1,554	1,725	2,076	2,410	2,561	1,577	1,749	2,118	2,490	2,665
34	0	1,568	1,741	2,094	2,430	2,583	1,592	1,765	2,137	2,511	2,687
	1	1,582	1,756	2,112	2,451	2,605	1,607	1,781	2,155	2,532	2,709
	2	1,611	1,787	2,148	2,492	2,649	1,637	1,814	2,193	2,575	2,754
	3	1,625	1,802	2,166	2,513	2,671	1,652	1,830	2,212	2,596	2,776
	4	1,654	1,833	2,202	2,554	2,714	1,683	1,864	2,251	2,639	2,821
	5	1,668	1,849	2,220	2,575	2,736	1,699	1,880	2,270	2,661	2,844
	6	1,697	1,880	2,256	2,616	2,779	1,731	1,915	2,309	2,704	2,890
35	0	1,712	1,896	2,274	2,636	2,801	1,747	1,932	2,328	2,726	2,912
	1	1,726	1,911	2,292	2,656	2,822	1,763	1,949	2,348	2,748	2,935
	2	1,756	1,943	2,328	2,697	2,865	1,796	1,984	2,388	2,792	2,981
	3	1,771	1,959	2,346	2,718	2,887	1,813	2,002	2,408	2,814	3,005
	4	1,801	1,991	2,382	2,758	2,930	1,847	2,038	2,448	2,858	3,051
	5	1,816	2,007	2,400	2,778	2,951	1,865	2,056	2,468	2,881	3,074
	6	1,847	2,039	2,436	2,819	2,994	1,900	2,093	2,508	2,925	3,121

P データ

3）体重（パーセンタイル）男児（在胎36週〜41週）

週	日	初産(g)					経産(g)				
		パーセンタイル					パーセンタイル				
		3	10	50	90	97	3	10	50	90	97
36	0	1,863	2,055	2,454	2,839	3,015	1,918	2,111	2,528	2,947	3,144
	1	1,878	2,071	2,472	2,859	3,036	1,935	2,130	2,548	2,970	3,167
	2	1,910	2,104	2,508	2,899	3,079	1,972	2,167	2,589	3,014	3,214
	3	1,926	2,121	2,526	2,919	3,100	1,990	2,186	2,609	3,036	3,237
	4	1,958	2,154	2,562	2,959	3,141	2,027	2,224	2,650	3,080	3,283
	5	1,974	2,170	2,580	2,979	3,162	2,045	2,243	2,670	3,102	3,306
	6	2,007	2,203	2,615	3,018	3,205	2,083	2,281	2,710	3,145	3,351
37	0	2,023	2,220	2,633	3,037	3,224	2,101	2,300	2,730	3,167	3,373
	1	2,040	2,236	2,650	3,056	3,244	2,120	2,318	2,749	3,188	3,396
	2	2,072	2,269	2,685	3,095	3,284	2,157	2,356	2,788	3,230	3,439
	3	2,089	2,286	2,703	3,114	3,304	2,176	2,375	2,808	3,251	3,461
	4	2,122	2,319	2,737	3,151	3,343	2,213	2,412	2,846	3,291	3,503
	5	2,138	2,335	2,754	3,169	3,362	2,231	2,430	2,865	3,311	3,524
	6	2,171	2,367	2,787	3,205	3,399	2,267	2,466	2,901	3,350	3,564
38	0	2,187	2,383	2,804	3,223	3,419	2,285	2,483	2,919	3,369	3,584
	1	2,203	2,399	2,820	3,241	3,437	2,303	2,501	2,937	3,388	3,603
	2	2,235	2,431	2,852	3,275	3,475	2,337	2,535	2,972	3,424	3,641
	3	2,251	2,446	2,868	3,292	3,491	2,354	2,552	2,989	3,442	3,659
	4	2,282	2,477	2,899	3,325	3,526	2,388	2,585	3,022	3,477	3,695
	5	2,297	2,492	2,914	3,342	3,543	2,404	2,601	3,038	3,493	3,712
	6	2,327	2,522	2,944	3,374	3,577	2,436	2,633	3,069	3,526	3,746
39	0	2,342	2,536	2,959	3,389	3,593	2,451	2,648	3,085	3,542	3,762
	1	2,357	2,551	2,973	3,404	3,609	2,467	2,663	3,100	3,557	3,778
	2	2,386	2,579	3,001	3,435	3,641	2,496	2,693	3,129	3,588	3,809
	3	2,400	2,593	3,015	3,449	3,656	2,511	2,707	3,144	3,603	3,825
	4	2,427	2,620	3,042	3,478	3,686	2,539	2,735	3,172	3,631	3,854
	5	2,441	2,633	3,056	3,492	3,701	2,553	2,749	3,185	3,646	3,869
	6	2,467	2,659	3,081	3,520	3,730	2,581	2,776	3,212	3,673	3,897
40	0	2,480	2,672	3,094	3,533	3,744	2,594	2,789	3,226	3,687	3,911
	1	2,493	2,684	3,107	3,546	3,758	2,607	2,802	3,239	3,700	3,924
	2	2,518	2,709	3,131	3,573	3,785	2,633	2,828	3,264	3,726	3,951
	3	2,531	2,721	3,143	3,585	3,798	2,646	2,841	3,277	3,739	3,964
	4	2,555	2,745	3,167	3,611	3,825	2,671	2,866	3,302	3,764	3,990
	5	2,567	2,757	3,179	3,623	3,838	2,684	2,878	3,314	3,777	4,003
	6	2,591	2,780	3,203	3,648	3,864	2,709	2,903	3,338	3,802	4,028
41	0	2,603	2,792	3,214	3,660	3,876	2,721	2,915	3,350	3,814	4,040
	1	2,615	2,804	3,226	3,672	3,889	2,733	2,927	3,362	3,826	4,052
	2	2,639	2,827	3,249	3,696	3,915	2,757	2,951	3,386	3,850	4,077
	3	2,650	2,838	3,260	3,709	3,927	2,770	2,963	3,398	3,862	4,089
	4	2,674	2,862	3,283	3,733	3,952	2,794	2,987	3,422	3,886	4,113
	5	2,686	2,873	3,295	3,745	3,965	2,806	2,999	3,434	3,898	4,125
	6	2,709	2,896	3,318	3,769	3,990	2,830	3,023	3,458	3,922	4,149

4)体重（パーセンタイル）女児（在胎22週〜28週）

週	日	初産(g) パーセンタイル					経産(g) パーセンタイル				
		3	10	50	90	97	3	10	50	90	97
22	0	297	329	401	479	517	310	349	427	501	535
	1	305	337	411	491	530	317	356	436	512	546
	2	320	354	431	515	556	330	371	454	533	569
	3	327	362	442	527	569	337	378	463	544	581
	4	342	379	462	551	595	350	393	481	565	604
	5	350	387	472	564	608	357	401	490	576	615
	6	365	404	493	588	635	370	415	508	598	638
23	0	372	412	503	600	648	377	423	518	608	650
	1	380	421	513	612	661	384	430	527	619	662
	2	395	437	534	637	688	397	445	545	641	685
	3	403	446	544	649	701	404	453	554	652	697
	4	418	463	565	674	728	417	468	573	674	720
	5	425	471	575	686	741	424	476	582	685	732
	6	441	488	596	711	768	438	491	601	707	756
24	0	449	497	607	724	782	445	499	610	719	768
	1	456	506	617	737	795	452	507	620	730	780
	2	472	523	638	762	823	466	522	639	753	805
	3	480	532	649	775	836	473	530	649	764	817
	4	496	549	670	800	864	488	546	669	788	843
	5	503	558	681	813	878	495	555	679	800	855
	6	519	576	703	824	906	510	571	699	824	881
25	0	528	585	714	853	920	518	579	709	836	894
	1	536	594	725	866	934	525	588	719	848	908
	2	552	612	747	892	963	541	605	740	873	935
	3	560	621	759	906	978	548	614	751	886	948
	4	577	640	781	933	1,007	564	631	773	912	976
	5	855	649	793	947	1,022	573	640	784	925	990
	6	602	668	816	974	1,051	589	659	806	951	1,019
26	0	611	677	828	988	1,066	597	668	817	965	1,033
	1	619	687	839	1,002	1,082	606	677	829	979	1,048
	2	637	706	863	1,031	1,112	623	696	852	1,006	1,078
	3	646	716	875	1,045	1,128	632	706	864	1,021	1,093
	4	663	736	899	1,074	1,159	650	726	888	1,049	1,125
	5	672	746	912	1,088	1,175	659	736	900	1,064	1,140
	6	690	766	937	1,118	1,206	677	756	925	1,093	1,172
27	0	699	776	949	1,133	1,223	686	766	937	1,109	1,189
	1	709	787	962	1,148	1,239	696	777	950	1,124	1,205
	2	727	807	987	1,178	1,272	715	798	976	1,155	1,239
	3	737	818	1,000	1,194	1,288	725	809	989	1,170	1,256
	4	756	839	1,026	1,225	1,321	744	830	1,015	1,202	1,290
	5	765	850	1,039	1,240	1,338	754	841	1,029	1,218	1,308
	6	785	871	1,066	1,272	1,372	775	864	1,056	1,251	1,343
28	0	794	882	1,079	1,288	1,389	785	875	1,070	1,268	1,361
	1	804	893	1,092	1,304	1,407	796	887	1,084	1,285	1,379
	2	824	915	1,120	1,336	1,441	817	910	1,112	1,319	1,416
	3	834	926	1,133	1,352	1,459	827	922	1,127	1,336	1,435
	4	854	949	1,161	1,385	1,494	849	945	1,156	1,371	1,473
	5	864	960	1,175	1,402	1,512	860	958	1,170	1,389	1,492
	6	885	983	1,203	1,435	1,547	882	982	1,200	1,424	1,531

P

データ

5）体重（パーセンタイル）女児（在胎29週〜 35週）

週	日	初産(g) パーセンタイル					経産(g) パーセンタイル				
		3	10	50	90	97	3	10	50	90	97
29	0	895	994	1,217	1,452	1,565	894	994	1,215	1,442	1,551
	1	905	1,006	1,231	1,468	1,583	905	1,007	1,230	1,461	1,571
	2	926	1,029	1,259	1,502	1,620	928	1,032	1,261	1,498	1,611
	3	936	1,041	1,274	1,519	1,638	940	1,045	1,276	1,516	1,631
	4	957	1,064	1,302	1,553	1,675	963	1,071	1,308	1,554	1,672
	5	968	1,076	1,317	1,570	1,693	975	1,084	1,323	1,573	1,693
	6	989	1,100	1,346	1,605	1,730	999	1,110	1,355	1,611	1,734
30	0	1,000	1,112	1,361	1,622	1,749	1,011	1,123	1,371	1,631	1,755
	1	1,011	1,124	1,376	1,640	1,767	1,023	1,136	1,388	1,650	1,777
	2	1,033	1,148	1,405	1,675	1,805	1,048	1,163	1,420	1,689	1,819
	3	1,043	1,160	1,420	1,693	1,824	1,060	1,177	1,436	1,709	1,841
	4	1,065	1,185	1,450	1,728	1,862	1,085	1,204	1,470	1,749	1,884
	5	1,077	1,197	1,466	1,746	1,881	1,098	1,218	1,486	1,769	1,906
	6	1,099	1,222	1,496	1,782	1,919	1,123	1,246	1,520	1,809	1,950
31	0	1,110	1,235	1,511	1,800	1,938	1,136	1,260	1,537	1,829	1,972
	1	1,121	1,248	1,527	1,818	1,957	1,149	1,274	1,553	1,850	1,994
	2	1,144	1,273	1,558	1,854	1,996	1,175	1,302	1,587	1,891	2,038
	3	1,156	1,286	1,573	1,872	2,015	1,188	1,316	1,605	1,911	2,060
	4	1,179	1,312	1,605	1,909	2,054	1,214	1,345	1,639	1,952	2,105
	5	1,190	1,325	1,621	1,927	2,074	1,227	1,359	1,656	1,973	2,127
	6	1,214	1,351	1,652	1,964	2,113	1,254	1,388	1,691	2,014	2,172
32	0	1,226	1,364	1,668	1,983	2,133	1,267	1,402	1,708	2,035	2,194
	1	1,238	1,377	1,684	2,001	2,153	1,280	1,417	1,725	2,055	2,217
	2	1,262	1,404	1,717	2,039	2,193	1,307	1,446	1,760	2,097	2,262
	3	1,274	1,418	1,733	2,058	2,213	1,321	1,461	1,778	2,118	2,284
	4	1,299	1,445	1,766	2,096	2,253	1,348	1,490	1,813	2,159	2,329
	5	1,311	1,459	1,782	2,115	2,273	1,361	1,505	1,830	2,180	2,352
	6	1,336	1,487	1,816	2,153	2,313	1,389	1,535	1,866	2,222	2,396
33	0	1,349	1,501	1,832	2,172	2,334	1,402	1,550	1,883	2,242	2,419
	1	1,362	1,515	1,849	2,192	2,354	1,416	1,565	1,901	2,263	2,441
	2	1,388	1,544	1,883	2,230	2,395	1,444	1,595	1,937	2,305	2,486
	3	1,401	1,558	1,900	2,250	2,416	1,458	1,610	1,954	2,326	2,508
	4	1,428	1,587	1,934	2,289	2,457	1,486	1,640	1,990	2,368	2,553
	5	1,441	1,602	1,952	2,309	2,478	1,500	1,656	2,008	2,388	2,575
	6	1,468	1,631	1,986	2,348	2,520	1,529	1,686	2,044	2,430	2,620
34	0	1,482	1,646	2,004	2,368	2,540	1,544	1,702	2,062	2,451	2,642
	1	1,496	1,662	2,021	2,388	2,561	1,558	1,718	2,080	2,472	2,664
	2	1,524	1,692	2,057	2,428	2,603	1,587	1,749	2,117	2,514	2,709
	3	1,538	1,707	2,074	2,448	2,624	1,602	1,765	2,135	2,535	2,731
	4	1,567	1,738	2,110	2,488	2,666	1,632	1,797	2,172	2,576	2,776
	5	1,582	1,754	2,128	2,507	2,687	1,647	1,813	2,190	2,597	2,798
	6	1,611	1,785	2,163	2,547	2,729	1,678	1,846	2,228	2,639	2,842
35	0	1,626	1,801	2,181	2,567	2,750	1,694	1,862	2,246	2,660	2,864
	1	1,641	1,817	2,199	2,587	2,771	1,709	1,879	2,265	2,681	2,887
	2	1,671	1,849	2,235	2,627	2,812	1,741	1,912	2,302	2,724	2,931
	3	1,687	1,865	2,253	2,647	2,833	1,757	1,929	2,321	2,745	2,953
	4	1,718	1,898	2,289	2,686	2,874	1,789	1,963	2,359	2,787	2,997
	5	1,733	1,914	2,307	2,706	2,895	1,805	1,980	2,378	2,808	3,019
	6	1,765	1,947	2,343	2,745	2,936	1,839	2,015	2,416	2,849	3,063

6)体重（パーセンタイル）女児（在胎36週〜41週）

週	日	初産(g)					経産(g)				
		パーセンタイル					パーセンタイル				
		3	10	50	90	97	3	10	50	90	97
36	0	1,781	1,964	2,361	2,765	2,956	1,855	2,032	2,435	2,870	3,084
	1	1,797	1,980	2,379	2,784	2,976	1,872	2,050	2,454	2,891	3,106
	2	1,829	2,013	2,414	2,823	3,016	1,906	2,085	2,493	2,932	3,149
	3	1,845	2,030	2,432	2,842	3,036	1,923	2,103	2,511	2,953	3,170
	4	1,878	2,064	2,468	2,880	3,076	1,957	2,138	2,549	2,993	3,212
	5	1,894	2,080	2,486	2,899	3,095	1,974	2,155	2,568	3,013	3,232
	6	1,927	2,114	2,521	2,937	3,134	2,008	2,191	2,606	3,053	3,273
37	0	1,944	2,131	2,538	2,956	3,154	2,025	2,208	2,624	3,073	3,293
	1	1,961	2,148	2,556	2,974	3,173	2,042	2,226	2,643	3,092	3,313
	2	1,994	2,181	2,591	3,011	3,210	2,076	2,260	2,679	3,130	3,352
	3	2,011	2,198	2,608	3,029	3,229	2,093	2,278	2,697	3,149	3,371
	4	2,044	2,232	2,642	3,064	3,266	2,126	2,312	2,733	3,186	3,408
	5	2,061	2,248	2,659	3,082	3,284	2,143	2,329	2,750	3,204	3,427
	6	2,094	2,281	2,692	3,117	3,319	2,176	2,362	2,785	3,239	3,462
38	0	2,110	2,298	2,709	3,134	3,337	2,192	2,379	2,802	3,256	3,480
	1	2,127	2,314	2,725	3,150	3,354	2,208	2,395	2,818	3,273	3,497
	2	2,159	2,346	2,757	3,183	3,388	2,240	2,427	2,851	3,307	3,531
	3	2,175	2,362	2,773	3,200	3,404	2,256	2,443	2,868	3,323	3,547
	4	2,206	2,393	2,804	3,231	3,436	2,287	2,475	2,899	3,356	3,580
	5	2,222	2,408	2,819	3,247	3,452	2,303	2,490	2,915	3,372	3,596
	6	2,252	2,438	2,849	3,278	3,483	2,333	2,521	2,946	3,403	3,627
39	0	2,267	2,453	2,864	3,292	3,498	2,348	2,536	2,961	3,418	3,642
	1	2,282	2,468	2,878	3,307	3,513	2,363	2,551	2,977	3,433	3,657
	2	2,311	2,496	2,907	3,336	3,542	2,392	2,581	3,006	3,463	3,687
	3	2,325	2,510	2,920	3,350	3,557	2,407	2,595	3,021	3,478	3,702
	4	2,352	2,537	2,947	3,377	3,584	2,436	2,624	3,050	3,507	3,731
	5	2,366	2,550	2,960	3,390	3,598	2,450	2,638	3,065	3,522	3,746
	6	2,392	2,576	2,986	3,416	3,624	2,478	2,667	3,093	3,550	3,774
40	0	2,405	2,589	2,998	3,429	3,637	2,492	2,681	3,107	3,564	3,788
	1	2,418	2,601	3,011	3,441	3,650	2,505	2,694	3,121	3,578	3,802
	2	2,442	2,626	3,035	3,466	3,674	2,532	2,722	3,149	3,606	3,830
	3	2,454	2,638	3,047	3,478	3,687	2,546	2,735	3,162	3,619	3,843
	4	2,478	2,661	3,070	3,501	3,710	2,572	2,762	3,189	3,646	3,870
	5	2,490	2,673	3,081	3,513	3,722	2,585	2,775	3,203	3,660	3,884
	6	2,513	2,696	3,104	3,535	3,745	2,612	2,801	3,229	3,686	3,910
41	0	2,524	2,707	3,115	3,547	3,756	2,625	2,815	3,242	3,700	3,923
	1	2,536	2,718	3,126	3,558	3,768	2,638	2,828	3,256	3,713	3,936
	2	2,559	2,741	3,149	3,580	3,790	2,663	2,854	3,282	3,739	3,962
	3	2,570	2,752	3,160	3,591	3,801	2,676	2,867	3,295	3,752	3,975
	4	2,593	2,775	3,182	3,614	3,824	2,702	2,893	3,321	3,778	4,001
	5	2,604	2,786	3,193	3,625	3,835	2,715	2,906	3,334	3,791	4,014
	6	2,627	2,808	3,215	3,647	3,857	2,741	2,932	3,360	3,817	4,040

7) 身長・頭囲（パーセンタイル）男児・女児（在胎 22 〜 28 週）

週	日	身長(cm)					頭囲(cm)				
		パーセンタイル					パーセンタイル				
		3	10	50	90	97	3	10	50	90	97
22	0	23.9	25.0	27.2	29.2	30.1	17.3	18.0	19.5	20.8	21.4
	1	24.1	25.2	27.3	29.4	30.3	17.4	18.1	19.6	20.9	21.5
	2	24.3	25.4	27.6	29.7	30.6	17.5	18.3	19.8	21.1	21.7
	3	24.4	25.5	27.8	29.8	30.7	17.6	18.4	19.9	21.2	21.8
	4	24.7	25.8	28.1	30.1	31.0	17.8	18.5	20.0	21.4	22.1
	5	24.8	25.9	28.2	30.3	31.2	17.9	18.6	20.1	21.5	22.2
	6	25.0	26.2	28.5	30.6	31.5	18.0	18.8	20.3	21.8	22.4
23	0	25.1	26.3	28.6	30.7	31.7	18.1	18.9	20.4	21.9	22.5
	1	25.3	26.4	28.8	30.9	31.8	18.2	19.0	20.5	22.0	22.6
	2	25.5	26.7	29.1	31.2	32.1	18.3	19.1	20.7	22.2	22.8
	3	25.6	26.8	29.2	31.3	32.3	18.4	19.2	20.8	22.3	22.9
	4	25.9	27.1	29.5	31.6	32.6	18.6	19.4	21.0	22.5	23.2
	5	26.0	27.2	29.6	31.8	32.7	18.6	19.5	21.1	22.6	23.3
	6	26.2	27.5	29.9	32.1	33.0	18.7	19.6	21.3	22.8	23.5
24	0	26.4	27.6	30.1	32.3	33.2	18.9	19.7	21.4	22.9	23.6
	1	26.5	27.8	30.2	32.4	33.3	18.9	19.8	21.5	23.0	23.7
	2	26.7	28.0	30.5	32.7	33.7	19.1	20.0	21.7	23.2	23.9
	3	26.9	28.2	30.7	32.9	33.8	19.2	20.0	21.8	23.3	24.0
	4	27.1	28.5	31.0	33.2	34.1	19.3	20.2	21.9	23.5	24.2
	5	27.3	28.6	31.1	33.4	34.3	19.4	20.3	22.0	23.7	24.4
	6	27.5	28.9	31.5	33.7	34.6	19.5	20.5	22.2	23.9	24.6
25	0	27.7	29.0	31.6	33.8	34.8	19.6	20.5	22.3	24.0	24.7
	1	27.8	29.2	31.8	34.0	34.9	19.7	20.6	22.4	24.1	24.8
	2	28.1	29.5	32.1	34.3	35.3	19.9	20.8	22.6	24.3	25.0
	3	28.2	29.6	32.2	34.5	35.4	19.9	20.9	22.7	24.4	25.2
	4	28.5	29.9	32.6	34.8	35.8	20.1	21.0	22.9	24.6	25.4
	5	28.7	30.1	32.7	35.0	35.9	20.2	21.1	23.0	24.7	25.5
	6	29.0	30.4	33.0	35.3	36.3	20.3	21.3	23.2	25.0	25.7
26	0	29.1	30.5	33.2	35.5	36.4	20.4	21.4	23.3	25.1	25.8
	1	29.3	30.7	33.3	35.6	36.6	20.5	21.5	23.4	25.2	26.0
	2	29.6	31.0	33.7	35.9	36.9	20.6	21.7	23.6	25.4	26.2
	3	29.8	31.2	33.8	36.1	37.1	20.7	21.7	23.7	25.5	26.3
	4	30.1	31.5	34.1	36.4	37.4	20.9	21.9	23.9	25.8	26.5
	5	30.2	31.6	34.3	36.6	37.5	21.0	22.0	24.0	25.9	26.7
	6	30.6	32.0	34.6	36.9	37.9	21.1	22.2	24.2	26.1	26.9
27	0	30.7	32.1	34.8	37.0	38.0	21.2	22.3	24.3	26.2	27.0
	1	30.9	32.3	34.9	37.2	38.2	21.3	22.4	24.4	26.3	27.1
	2	31.2	32.6	35.2	37.5	38.5	21.5	22.5	24.6	26.5	27.4
	3	31.3	32.7	35.4	37.7	38.6	21.5	22.6	24.8	26.7	27.5
	4	31.7	33.0	35.7	38.0	39.0	21.7	22.8	25.0	26.9	27.7
	5	31.8	33.2	35.8	38.1	39.1	21.8	22.9	25.1	27.0	27.8
	6	32.1	33.5	36.1	38.4	39.4	22.0	23.1	25.3	27.2	28.1
28	0	32.3	33.7	36.3	38.6	39.6	22.1	23.2	25.4	27.3	28.2
	1	32.4	33.8	36.4	38.7	39.7	22.1	23.3	25.5	27.5	28.3
	2	32.7	34.1	36.7	39.0	40.0	22.3	23.4	25.7	27.7	28.5
	3	32.9	34.2	36.9	39.2	40.2	22.4	23.5	25.8	27.8	28.7
	4	33.2	34.5	37.2	39.5	40.5	22.6	23.7	26.0	28.0	28.9
	5	33.3	34.7	37.3	39.7	40.7	22.7	23.8	26.1	28.1	29.0
	6	33.6	35.0	37.6	40.0	41.0	22.8	24.0	26.3	28.3	29.2

8) 身長・頭囲（パーセンタイル）男児・女児（在胎29〜35週）

週	日	身長(cm)					頭囲(cm)				
		パーセンタイル					パーセンタイル				
		3	10	50	90	97	3	10	50	90	97
29	0	33.8	35.1	37.8	40.1	41.2	22.9	24.1	26.4	28.4	29.3
	1	33.9	35.3	37.9	40.3	41.3	23.0	24.2	26.5	28.5	29.4
	2	34.2	35.5	38.2	40.6	41.6	23.2	24.4	26.7	28.8	29.7
	3	34.3	35.7	38.3	40.8	41.8	23.3	24.5	26.8	28.9	29.8
	4	34.6	36.0	38.6	41.1	42.1	23.4	24.6	27.0	29.1	30.0
	5	34.7	36.1	38.8	41.2	42.3	23.5	24.7	27.1	29.2	30.1
	6	35.0	36.4	39.1	41.5	42.6	23.7	24.9	27.3	29.4	30.3
30	0	35.2	36.5	39.2	41.7	42.8	23.8	25.0	27.3	29.5	30.4
	1	35.3	36.6	39.4	41.9	43.0	23.9	25.1	27.4	29.6	30.5
	2	35.5	36.9	39.6	42.2	43.3	24.0	25.3	27.6	29.7	30.7
	3	35.7	37.0	39.8	42.3	43.4	24.1	25.4	27.7	29.8	30.8
	4	35.9	37.3	40.1	42.6	43.8	24.3	25.5	27.9	30.0	31.0
	5	36.0	37.4	40.2	42.8	43.9	24.4	25.6	28.0	30.1	31.1
	6	36.3	37.7	40.5	43.1	44.2	24.6	25.8	28.2	30.3	31.2
31	0	36.4	37.8	40.6	43.2	44.4	24.7	25.9	28.3	30.4	31.3
	1	36.5	37.9	40.7	43.4	44.5	24.8	26.0	28.4	30.5	31.4
	2	36.7	38.1	41.0	43.7	44.8	24.9	26.2	28.5	30.7	31.6
	3	36.8	38.2	41.1	43.8	45.0	25.0	26.3	28.6	30.8	31.7
	4	37.0	38.5	41.4	44.1	45.3	25.2	26.4	28.8	30.9	31.9
	5	37.1	38.6	41.5	44.2	45.4	25.3	26.5	28.9	31.0	32.0
	6	37.3	38.8	41.7	44.5	45.7	25.5	26.7	29.1	31.2	32.1
32	0	37.4	38.9	41.8	44.6	45.8	25.6	26.8	29.2	31.3	32.2
	1	37.5	39.0	42.0	44.7	45.9	25.7	26.9	29.2	31.4	32.3
	2	37.7	39.2	42.2	44.9	46.2	25.9	27.1	29.4	31.5	32.5
	3	37.8	39.3	42.3	45.1	46.3	26.0	27.2	29.5	31.6	32.5
	4	38.0	39.5	42.5	45.3	46.5	26.2	27.3	29.7	31.8	32.7
	5	38.1	39.6	42.6	45.4	46.6	26.3	27.4	29.8	31.9	32.8
	6	38.3	39.8	42.9	45.6	46.9	26.4	27.6	29.9	32.0	32.9
33	0	38.4	39.9	43.0	45.7	47.0	26.5	27.7	30.0	32.1	33.0
	1	38.5	40.0	43.1	45.9	47.1	26.6	27.8	30.1	32.2	33.1
	2	38.7	40.2	43.3	46.1	47.3	26.8	28.0	30.2	32.3	33.2
	3	38.8	40.3	43.4	46.2	47.4	26.9	28.1	30.3	32.4	33.3
	4	38.9	40.5	43.6	46.4	47.6	27.1	28.2	30.5	32.5	33.4
	5	39.0	40.6	43.7	46.5	47.7	27.2	28.3	30.5	32.6	33.5
	6	39.2	40.8	44.0	46.7	47.9	27.4	28.5	30.7	32.7	33.6
34	0	39.3	40.9	44.1	46.8	48.0	27.5	28.6	30.8	32.8	33.7
	1	39.4	41.0	44.2	46.9	48.1	27.6	28.6	30.8	32.9	33.8
	2	39.6	41.3	44.4	47.1	48.3	27.7	28.8	31.0	33.0	33.9
	3	39.7	41.4	44.5	47.3	48.4	27.8	28.9	31.1	33.1	33.9
	4	39.9	41.6	44.7	47.5	48.6	28.0	29.1	31.2	33.2	34.1
	5	40.0	41.7	44.8	47.6	48.7	28.1	29.1	31.3	33.2	34.1
	6	40.2	41.9	45.0	47.8	48.9	28.3	29.3	31.4	33.4	34.2
35	0	40.3	42.0	45.1	47.9	49.0	28.3	29.4	31.5	33.4	34.3
	1	40.4	42.1	45.2	48.0	49.1	28.4	29.5	31.5	33.5	34.3
	2	40.7	42.3	45.5	48.2	49.3	28.6	29.6	31.7	33.6	34.4
	3	40.8	42.4	45.6	48.3	49.4	28.7	29.7	31.7	33.6	34.5
	4	41.0	42.7	45.8	48.5	49.6	28.8	29.8	31.8	33.7	34.6
	5	41.1	42.8	45.9	48.6	49.7	28.9	29.9	31.9	33.8	34.6
	6	41.4	43.0	46.1	48.8	49.9	29.1	30.0	32.0	33.9	34.7

P

データ

9）身長・頭囲（パーセンタイル）男児・女児（在胎36～41週）

週	日	身長(cm) パーセンタイル					頭囲(cm) パーセンタイル				
		3	10	50	90	97	3	10	50	90	97
36	0	41.5	43.1	46.2	48.9	50.0	29.2	30.1	32.1	33.9	34.8
	1	41.6	43.3	46.3	48.9	50.1	29.2	30.2	32.1	34.0	34.8
	2	41.9	43.5	46.5	49.1	50.3	29.4	30.3	32.3	34.1	34.9
	3	42.0	43.6	46.6	49.2	50.3	29.5	30.4	32.3	34.1	35.0
	4	42.3	43.9	46.8	49.4	50.5	29.6	30.5	32.4	34.2	35.0
	5	42.4	44.0	46.9	49.5	50.6	29.7	30.6	32.5	34.3	35.1
	6	42.7	44.2	47.2	49.7	50.8	29.8	30.7	32.6	34.4	35.2
37	0	42.8	44.4	47.2	49.8	50.8	29.9	30.8	32.6	34.4	35.2
	1	43.0	44.5	47.3	49.9	50.9	30.0	30.8	32.7	34.4	35.2
	2	43.2	44.7	47.5	50.0	51.1	30.1	30.9	32.8	34.5	35.3
	3	43.4	44.8	47.6	50.1	51.1	30.1	31.0	32.8	34.5	35.3
	4	43.6	45.0	47.8	50.2	51.3	30.2	31.1	32.9	34.6	35.4
	5	43.7	45.1	47.9	50.3	51.3	30.3	31.1	32.9	34.6	35.4
	6	44.0	45.3	48.0	50.4	51.5	30.4	31.2	33.0	34.7	35.5
38	0	44.1	45.4	48.1	50.5	51.5	30.4	31.2	33.0	34.7	35.5
	1	44.2	45.5	48.2	50.5	51.6	30.4	31.3	33.0	34.7	35.5
	2	44.4	45.7	48.3	50.7	51.7	30.5	31.3	33.1	34.8	35.5
	3	44.5	45.8	48.4	50.7	51.8	30.5	31.4	33.1	34.8	35.6
	4	44.7	46.0	48.5	50.9	51.9	30.6	31.4	33.1	34.8	35.6
	5	44.8	46.1	48.6	50.9	51.9	30.6	31.4	33.2	34.8	35.6
	6	45.0	46.3	48.7	51.0	52.0	30.6	31.5	33.2	34.9	35.6
39	0	45.1	46.3	48.8	51.1	52.1	30.7	31.5	33.2	34.9	35.6
	1	45.2	46.4	48.9	51.1	52.2	30.7	31.5	33.2	34.9	35.7
	2	45.4	46.6	49.0	51.3	52.3	30.7	31.5	33.3	34.9	35.7
	3	45.5	46.7	49.1	51.3	52.3	30.7	31.6	33.3	34.9	35.7
	4	45.6	46.8	49.2	51.4	52.5	30.8	31.6	33.3	35.0	35.7
	5	45.7	46.9	49.2	51.5	52.5	30.8	31.6	33.3	35.0	35.7
	6	45.9	47.0	49.4	51.6	52.6	30.9	31.7	33.4	35.0	35.8
40	0	45.9	47.1	49.4	51.7	52.7	30.9	31.7	33.4	35.0	35.8
	1	46.0	47.1	49.5	51.7	52.7	30.9	31.7	33.4	35.1	35.8
	2	46.1	47.3	49.6	51.8	52.8	31.0	31.8	33.5	35.1	35.9
	3	46.2	47.3	49.6	51.9	52.9	31.0	31.8	33.5	35.1	35.9
	4	46.3	47.4	49.7	52.0	53.0	31.1	31.9	33.5	35.2	35.9
	5	46.4	47.5	49.8	52.0	53.0	31.1	31.9	33.6	35.2	35.9
	6	46.5	47.6	49.9	52.1	53.1	31.2	32.0	33.6	35.2	36.0
41	0	46.5	47.6	49.9	52.2	53.2	31.2	32.0	33.7	35.3	36.0
	1	46.6	47.7	50.0	52.2	53.2	31.3	32.1	33.7	35.3	36.0
	2	46.7	47.8	50.0	52.3	53.3	31.4	32.1	33.7	35.3	36.1
	3	46.7	47.8	50.1	52.3	53.3	31.4	32.2	33.8	35.4	36.1
	4	46.8	47.9	50.2	52.4	53.4	31.5	32.2	33.8	35.4	36.2
	5	46.9	47.9	50.2	52.4	53.5	31.5	32.3	33.9	35.5	36.2
	6	46.9	48.0	50.3	52.5	53.5	31.6	32.3	33.9	35.5	36.2

10）体重（SD）男児（在胎22週～28週）

週	日	初産(g)					経産(g)				
		標準偏差					標準偏差				
		-2SD	-1.5SD	0SD	1.5SD	2SD	-2SD	-1.5SD	0SD	1.5SD	2SD
22	0	328	360	447	525	549	321	352	449	554	590
	1	336	368	457	537	562	329	360	460	566	604
	2	350	385	478	561	587	344	376	480	592	630
	3	358	393	488	573	600	351	384	490	604	644
	4	373	409	508	597	625	366	401	511	629	670
	5	380	417	518	609	638	373	409	521	642	684
	6	395	434	539	634	663	388	425	542	667	711
23	0	403	442	549	646	676	395	433	552	680	724
	1	410	450	559	658	689	403	441	562	692	738
	2	425	467	580	682	714	417	457	583	718	765
	3	433	475	590	694	727	425	466	594	731	778
	4	448	491	611	719	753	440	482	615	756	805
	5	455	500	621	731	766	448	490	625	769	819
	6	471	516	642	756	791	463	507	646	795	846
24	0	478	525	652	768	804	470	515	657	808	860
	1	486	533	663	780	817	478	524	668	821	874
	2	501	550	684	805	844	494	541	689	847	902
	3	509	558	694	818	857	501	549	700	861	916
	4	525	575	716	843	884	517	567	722	887	945
	5	532	584	726	856	897	525	575	733	901	959
	6	548	601	748	882	924	541	593	755	928	988
25	0	556	610	759	895	938	549	602	766	942	1,002
	1	564	619	770	908	952	557	611	778	956	1,017
	2	581	637	792	934	979	574	629	801	983	1,046
	3	589	646	804	948	993	582	638	812	997	1,061
	4	605	664	826	975	1,022	599	656	836	1,026	1,092
	5	614	673	838	988	1,036	607	665	847	1,040	1,107
	6	631	691	861	1,016	1,065	625	684	871	1,069	1,137
26	0	639	701	873	1,030	1,080	633	694	883	1,084	1,153
	1	648	710	884	1,044	1,095	642	703	895	1,098	1,168
	2	665	729	908	1,072	1,125	660	723	920	1,128	1,200
	3	674	739	920	1,087	1,140	669	732	932	1,143	1,216
	4	692	758	945	1,116	1,170	687	752	957	1,173	1,248
	5	701	768	957	1,131	1,186	696	762	969	1,189	1,264
	6	719	788	982	1,160	1,217	714	782	995	1,220	1,297
27	0	728	798	995	1,175	1,233	723	792	1,008	1,235	1,313
	1	737	808	1,007	1,191	1,249	733	803	1,021	1,251	1,330
	2	756	829	1,033	1,221	1,281	752	823	1,047	1,283	1,364
	3	765	839	1,046	1,237	1,298	761	834	1,060	1,299	1,381
	4	784	860	1,072	1,268	1,331	781	855	1,087	1,331	1,415
	5	794	870	1,085	1,284	1,347	790	866	1,100	1,347	1,432
	6	813	892	1,112	1,316	1,381	810	887	1,128	1,380	1,467
28	0	823	903	1,126	1,332	1,398	820	898	1,142	1,397	1,485
	1	833	913	1,139	1,348	1,415	830	909	1,155	1,414	1,503
	2	853	935	1,167	1,381	1,450	851	932	1,183	1,448	1,539
	3	863	946	1,181	1,398	1,467	861	943	1,198	1,465	1,557
	4	884	969	1,209	1,432	1,503	882	966	1,226	1,500	1,593
	5	894	980	1,223	1,449	1,521	892	977	1,241	1,517	1,612
	6	915	1,003	1,252	1,483	1,557	914	1,000	1,270	1,552	1,649

11) 体重（SD）男児（在胎29週〜35週）

週	日	初産(g) 標準偏差					経産(g) 標準偏差				
		-2SD	-1.5SD	0SD	1.5SD	2SD	-2SD	-1.5SD	0SD	1.5SD	2SD
29	0	925	1,014	1,266	1,500	1,575	925	1,012	1,285	1,570	1,668
	1	936	1,026	1,281	1,518	1,594	935	1,024	1,300	1,588	1,687
	2	957	1,049	1,310	1,553	1,631	957	1,048	1,330	1,624	1,725
	3	968	1,061	1,325	1,571	1,649	968	1,060	1,345	1,642	1,744
	4	990	1,085	1,355	1,607	1,687	991	1,085	1,376	1,679	1,783
	5	1,001	1,097	1,370	1,625	1,706	1,002	1,097	1,391	1,698	1,803
	6	1,023	1,121	1,400	1,661	1,745	1,025	1,122	1,423	1,735	1,842
30	0	1,034	1,133	1,416	1,680	1,764	1,037	1,135	1,438	1,754	1,862
	1	1,045	1,146	1,431	1,698	1,784	1,048	1,147	1,454	1,773	1,882
	2	1,068	1,170	1,462	1,735	1,823	1,072	1,173	1,487	1,812	1,923
	3	1,079	1,183	1,478	1,754	1,843	1,084	1,186	1,503	1,831	1,943
	4	1,102	1,208	1,510	1,792	1,883	1,108	1,212	1,536	1,870	1,985
	5	1,114	1,221	1,526	1,811	1,903	1,120	1,226	1,552	1,890	2,005
	6	1,137	1,247	1,558	1,850	1,944	1,144	1,252	1,585	1,930	2,047
31	0	1,149	1,259	1,574	1,869	1,964	1,157	1,266	1,602	1,950	2,068
	1	1,161	1,273	1,591	1,889	1,985	1,169	1,279	1,619	1,970	2,089
	2	1,185	1,299	1,624	1,928	2,027	1,194	1,307	1,653	2,010	2,131
	3	1,197	1,312	1,640	1,948	2,047	1,207	1,320	1,670	2,030	2,153
	4	1,221	1,339	1,674	1,988	2,090	1,232	1,348	1,704	2,071	2,195
	5	1,233	1,352	1,690	2,008	2,111	1,245	1,362	1,722	2,091	2,217
	6	1,258	1,379	1,724	2,049	2,153	1,271	1,390	1,757	2,133	2,260
32	0	1,271	1,393	1,741	2,069	2,175	1,283	1,404	1,774	2,153	2,281
	1	1,283	1,407	1,759	2,090	2,196	1,297	1,419	1,792	2,174	2,303
	2	1,308	1,434	1,793	2,131	2,239	1,323	1,447	1,827	2,215	2,347
	3	1,321	1,448	1,810	2,151	2,261	1,336	1,462	1,845	2,236	2,368
	4	1,347	1,476	1,845	2,193	2,305	1,363	1,491	1,880	2,278	2,412
	5	1,360	1,490	1,863	2,213	2,327	1,376	1,505	1,898	2,299	2,434
	6	1,386	1,519	1,898	2,255	2,371	1,403	1,535	1,934	2,341	2,478
33	0	1,399	1,533	1,915	2,276	2,393	1,417	1,549	1,952	2,362	2,500
	1	1,412	1,547	1,933	2,297	2,415	1,430	1,564	1,971	2,383	2,522
	2	1,439	1,576	1,969	2,339	2,459	1,458	1,594	2,007	2,425	2,566
	3	1,452	1,591	1,986	2,360	2,481	1,472	1,609	2,025	2,447	2,588
	4	1,479	1,620	2,022	2,402	2,525	1,500	1,640	2,062	2,489	2,633
	5	1,493	1,634	2,040	2,423	2,547	1,514	1,655	2,081	2,511	2,655
	6	1,520	1,664	2,076	2,465	2,591	1,543	1,686	2,118	2,554	2,699
34	0	1,534	1,678	2,094	2,486	2,613	1,558	1,702	2,137	2,575	2,722
	1	1,547	1,693	2,112	2,508	2,635	1,572	1,717	2,155	2,597	2,744
	2	1,575	1,723	2,148	2,550	2,680	1,602	1,749	2,193	2,640	2,789
	3	1,589	1,738	2,166	2,571	2,702	1,617	1,765	2,212	2,662	2,812
	4	1,617	1,768	2,202	2,613	2,746	1,647	1,798	2,251	2,706	2,858
	5	1,632	1,783	2,220	2,634	2,768	1,663	1,814	2,270	2,728	2,880
	6	1,660	1,814	2,256	2,675	2,811	1,694	1,848	2,309	2,772	2,926
35	0	1,675	1,829	2,274	2,696	2,833	1,710	1,864	2,328	2,794	2,950
	1	1,689	1,844	2,292	2,717	2,855	1,726	1,881	2,348	2,816	2,973
	2	1,718	1,875	2,328	2,759	2,899	1,759	1,916	2,388	2,861	3,019
	3	1,733	1,891	2,346	2,780	2,920	1,776	1,933	2,408	2,884	3,043
	4	1,763	1,922	2,382	2,821	2,964	1,810	1,969	2,448	2,929	3,089
	5	1,778	1,938	2,400	2,842	2,985	1,827	1,986	2,468	2,951	3,113
	6	1,809	1,970	2,436	2,883	3,028	1,862	2,023	2,508	2,996	3,160

12) 体重（SD）男児（在胎36週〜41週）

週	日	初産（g）					経産（g）				
		標準偏差					標準偏差				
		-2SD	-1.5SD	0SD	1.5SD	2SD	-2SD	-1.5SD	0SD	1.5SD	2SD
36	0	1,824	1,986	2,454	2,903	3,050	1,879	2,041	2,528	3,019	3,183
	1	1,840	2,002	2,472	2,924	3,071	1,897	2,059	2,548	3,042	3,207
	2	1,871	2,034	2,508	2,965	3,114	1,933	2,096	2,589	3,087	3,253
	3	1,887	2,050	2,526	2,985	3,135	1,951	2,115	2,609	3,109	3,277
	4	1,919	2,083	2,562	3,026	3,177	1,988	2,152	2,650	3,154	3,323
	5	1,935	2,099	2,580	3,046	3,198	2,006	2,171	2,670	3,176	3,346
	6	1,967	2,132	2,615	3,086	3,240	2,043	2,208	2,710	3,220	3,392
37	0	1,984	2,148	2,633	3,105	3,261	2,062	2,227	2,730	3,242	3,415
	1	2,000	2,165	2,650	3,125	3,281	2,081	2,246	2,749	3,264	3,437
	2	2,033	2,198	2,685	3,164	3,322	2,118	2,283	2,788	3,306	3,481
	3	2,049	2,214	2,703	3,183	3,342	2,137	2,302	2,808	3,327	3,503
	4	2,082	2,247	2,737	3,221	3,381	2,173	2,339	2,846	3,368	3,546
	5	2,099	2,263	2,754	3,240	3,401	2,192	2,357	2,865	3,388	3,566
	6	2,131	2,296	2,787	3,276	3,439	2,228	2,393	2,901	3,428	3,607
38	0	2,148	2,312	2,804	3,294	3,458	2,246	2,411	2,919	3,447	3,627
	1	2,164	2,328	2,820	3,312	3,477	2,263	2,428	2,937	3,466	3,646
	2	2,196	2,359	2,852	3,347	3,513	2,298	2,463	2,972	3,503	3,684
	3	2,212	2,375	2,868	3,365	3,531	2,315	2,480	2,989	3,521	3,703
	4	2,243	2,406	2,899	3,398	3,566	2,349	2,513	3,022	3,556	3,739
	5	2,258	2,421	2,914	3,415	3,583	2,365	2,529	3,038	3,573	3,756
	6	2,289	2,451	2,944	3,447	3,617	2,397	2,560	3,069	3,606	3,790
39	0	2,304	2,465	2,959	3,463	3,634	2,413	2,576	3,085	3,622	3,807
	1	2,318	2,480	2,973	3,479	3,650	2,428	2,591	3,100	3,637	3,823
	2	2,347	2,508	3,001	3,509	3,682	2,458	2,621	3,129	3,668	3,854
	3	2,362	2,522	3,015	3,524	3,697	2,473	2,635	3,144	3,683	3,869
	4	2,389	2,549	3,042	3,554	3,728	2,501	2,663	3,172	3,712	3,899
	5	2,403	2,563	3,056	3,568	3,743	2,515	2,677	3,185	3,726	3,914
	6	2,430	2,589	3,081	3,596	3,772	2,542	2,704	3,212	3,754	3,942
40	0	2,443	2,601	3,094	3,610	3,786	2,556	2,717	3,226	3,768	3,956
	1	2,455	2,614	3,107	3,623	3,800	2,569	2,731	3,239	3,781	3,970
	2	2,481	2,639	3,131	3,650	3,828	2,595	2,756	3,264	3,808	3,996
	3	2,493	2,651	3,143	3,663	3,841	2,608	2,769	3,277	3,820	4,010
	4	2,518	2,675	3,167	3,688	3,868	2,633	2,794	3,302	3,846	4,035
	5	2,530	2,687	3,179	3,701	3,881	2,646	2,807	3,314	3,858	4,048
	6	2,554	2,711	3,203	3,726	3,907	2,671	2,831	3,338	3,883	4,073
41	0	2,566	2,723	3,214	3,738	3,920	2,683	2,843	3,350	3,896	4,086
	1	2,578	2,734	3,226	3,751	3,933	2,695	2,856	3,362	3,908	4,098
	2	2,602	2,758	3,249	3,775	3,959	2,720	2,880	3,386	3,932	4,123
	3	2,614	2,769	3,260	3,788	3,971	2,732	2,892	3,398	3,944	4,135
	4	2,637	2,792	3,283	3,812	3,997	2,756	2,916	3,422	3,968	4,159
	5	2,649	2,804	3,295	3,824	4,009	2,769	2,928	3,434	3,980	4,171
	6	2,673	2,827	3,318	3,848	4,035	2,793	2,952	3,458	4,004	4,195

13) 体重（SD）女児（在胎22週～28週）

週	日	初産(g)					経産(g)				
		標準偏差					標準偏差				
		-2SD	-1.5SD	0SD	1.5SD	2SD	-2SD	-1.5SD	0SD	1.5SD	2SD
22	0	291	317	401	492	524	303	335	427	514	542
	1	298	325	411	505	538	309	342	436	525	553
	2	313	341	431	530	564	322	356	454	546	576
	3	320	349	442	542	578	329	363	463	557	588
	4	335	365	462	567	604	342	378	481	579	611
	5	342	373	472	580	617	348	385	490	590	623
	6	357	389	493	605	644	361	399	508	613	646
23	0	364	397	503	617	658	368	406	518	624	658
	1	372	405	513	630	671	374	413	527	635	670
	2	387	422	534	655	698	387	428	545	657	694
	3	394	430	544	668	711	394	435	554	668	705
	4	409	446	565	693	738	407	450	573	691	729
	5	417	454	575	706	752	414	457	582	702	741
	6	432	471	596	732	779	427	472	601	725	766
24	0	439	479	607	745	793	434	479	610	737	778
	1	447	487	617	758	807	441	487	620	748	790
	2	462	504	638	784	835	455	502	639	772	815
	3	470	512	649	797	849	462	510	649	784	828
	4	485	529	670	823	877	476	525	669	808	853
	5	493	538	681	837	891	483	533	679	820	866
	6	509	555	703	863	920	498	549	699	845	893
25	0	516	564	714	877	934	505	557	709	857	906
	1	524	572	725	891	948	513	565	719	870	919
	2	540	590	747	918	977	528	582	740	896	947
	3	548	599	759	932	992	535	590	751	909	961
	4	565	616	781	960	1,022	551	607	773	935	989
	5	573	625	793	974	1,037	559	616	784	949	1,003
	6	589	644	816	1,002	1,067	575	633	806	976	1,032
26	0	598	653	828	1,016	1,082	583	642	817	990	1,047
	1	606	662	839	1,031	1,098	592	651	829	1,004	1,062
	2	623	681	863	1,060	1,129	608	670	852	1,033	1,093
	3	632	690	875	1,075	1,144	617	679	864	1,047	1,108
	4	649	709	899	1,105	1,176	634	698	888	1,077	1,139
	5	658	719	912	1,120	1,192	643	708	900	1,092	1,156
	6	676	738	937	1,150	1,224	661	727	925	1,122	1,188
27	0	685	748	949	1,165	1,241	670	737	937	1,138	1,205
	1	694	758	962	1,181	1,257	680	747	950	1,153	1,221
	2	712	778	987	1,212	1,290	698	768	976	1,185	1,255
	3	721	788	1,000	1,228	1,307	708	778	989	1,201	1,273
	4	739	808	1,026	1,260	1,341	727	799	1,015	1,234	1,308
	5	749	819	1,039	1,276	1,358	737	810	1,029	1,251	1,325
	6	768	839	1,066	1,308	1,392	757	831	1,056	1,285	1,362
28	0	777	850	1,079	1,325	1,410	767	842	1,070	1,302	1,380
	1	787	860	1,092	1,341	1,427	778	853	1,084	1,319	1,398
	2	806	882	1,120	1,374	1,463	798	876	1,112	1,354	1,436
	3	816	892	1,133	1,391	1,480	809	887	1,127	1,372	1,455
	4	836	914	1,161	1,425	1,516	830	910	1,156	1,408	1,493
	5	845	925	1,175	1,441	1,534	841	922	1,170	1,426	1,513
	6	865	947	1,203	1,476	1,570	863	946	1,200	1,463	1,552

14) 体重(SD) 女児(在胎29週〜35週)

週	日	初産(g) 標準偏差					経産(g) 標準偏差				
		-2SD	-1.5SD	0SD	1.5SD	2SD	-2SD	-1.5SD	0SD	1.5SD	2SD
29	0	875	958	1,217	1,493	1,588	874	957	1,215	1,482	1,573
	1	885	969	1,231	1,510	1,607	885	970	1,230	1,501	1,593
	2	906	991	1,259	1,545	1,643	908	994	1,261	1,539	1,633
	3	916	1,002	1,274	1,562	1,662	919	1,006	1,276	1,558	1,654
	4	937	1,025	1,302	1,597	1,699	942	1,031	1,308	1,597	1,696
	5	947	1,036	1,317	1,615	1,718	954	1,044	1,323	1,616	1,717
	6	968	1,059	1,346	1,650	1,755	977	1,069	1,355	1,656	1,759
30	0	978	1,071	1,361	1,668	1,774	989	1,082	1,371	1,676	1,781
	1	989	1,082	1,376	1,686	1,793	1,001	1,095	1,388	1,696	1,802
	2	1,010	1,106	1,405	1,722	1,831	1,025	1,121	1,420	1,736	1,845
	3	1,021	1,117	1,420	1,740	1,850	1,038	1,134	1,436	1,757	1,867
	4	1,042	1,141	1,450	1,776	1,888	1,062	1,161	1,470	1,798	1,911
	5	1,053	1,153	1,466	1,795	1,908	1,075	1,174	1,486	1,819	1,933
	6	1,075	1,177	1,496	1,831	1,946	1,100	1,201	1,520	1,860	1,978
31	0	1,086	1,189	1,511	1,850	1,966	1,112	1,214	1,537	1,881	2,000
	1	1,097	1,201	1,527	1,868	1,985	1,125	1,228	1,553	1,902	2,023
	2	1,119	1,226	1,558	1,905	2,024	1,150	1,255	1,587	1,944	2,068
	3	1,130	1,238	1,573	1,924	2,044	1,163	1,269	1,605	1,965	2,090
	4	1,153	1,263	1,605	1,961	2,083	1,189	1,297	1,639	2,007	2,136
	5	1,164	1,275	1,621	1,980	2,103	1,202	1,310	1,656	2,029	2,158
	6	1,187	1,301	1,652	2,018	2,143	1,228	1,338	1,691	2,071	2,204
32	0	1,199	1,313	1,668	2,037	2,163	1,241	1,352	1,708	2,092	2,227
	1	1,210	1,326	1,684	2,056	2,183	1,254	1,366	1,725	2,114	2,249
	2	1,234	1,352	1,717	2,095	2,223	1,280	1,395	1,760	2,156	2,295
	3	1,246	1,365	1,733	2,114	2,244	1,293	1,409	1,778	2,178	2,318
	4	1,270	1,392	1,766	2,153	2,284	1,320	1,438	1,813	2,221	2,363
	5	1,282	1,405	1,782	2,172	2,305	1,333	1,452	1,830	2,242	2,386
	6	1,307	1,432	1,816	2,211	2,346	1,360	1,481	1,866	2,285	2,432
33	0	1,319	1,445	1,832	2,231	2,366	1,374	1,495	1,883	2,306	2,455
	1	1,332	1,459	1,849	2,251	2,387	1,387	1,510	1,901	2,328	2,477
	2	1,357	1,487	1,883	2,290	2,428	1,415	1,539	1,937	2,370	2,523
	3	1,370	1,501	1,900	2,310	2,449	1,429	1,554	1,954	2,392	2,545
	4	1,396	1,529	1,934	2,350	2,491	1,456	1,583	1,990	2,434	2,591
	5	1,409	1,543	1,952	2,370	2,512	1,470	1,598	2,008	2,456	2,613
	6	1,436	1,572	1,986	2,411	2,554	1,499	1,628	2,044	2,499	2,658
34	0	1,450	1,586	2,004	2,431	2,575	1,513	1,644	2,062	2,520	2,681
	1	1,463	1,601	2,021	2,451	2,596	1,527	1,659	2,080	2,541	2,703
	2	1,491	1,631	2,057	2,492	2,638	1,556	1,689	2,117	2,584	2,749
	3	1,505	1,645	2,074	2,512	2,659	1,571	1,705	2,135	2,606	2,771
	4	1,533	1,676	2,110	2,552	2,702	1,600	1,736	2,172	2,648	2,816
	5	1,548	1,691	2,128	2,573	2,723	1,615	1,752	2,190	2,670	2,838
	6	1,577	1,722	2,163	2,613	2,765	1,645	1,784	2,228	2,713	2,883
35	0	1,591	1,737	2,181	2,634	2,786	1,661	1,800	2,246	2,734	2,906
	1	1,606	1,753	2,199	2,654	2,807	1,676	1,816	2,265	2,755	2,928
	2	1,636	1,784	2,235	2,694	2,849	1,707	1,849	2,302	2,798	2,973
	3	1,651	1,800	2,253	2,715	2,870	1,723	1,866	2,321	2,820	2,995
	4	1,682	1,832	2,289	2,755	2,912	1,755	1,899	2,359	2,863	3,040
	5	1,697	1,848	2,307	2,775	2,933	1,772	1,916	2,378	2,884	3,062
	6	1,729	1,880	2,343	2,815	2,974	1,804	1,950	2,416	2,926	3,106

P

データ

15）体重（SD）女児（在胎36週〜41週）

週	日	初産(g)					経産(g)				
		標準偏差					標準偏差				
		-2SD	-1.5SD	0SD	1.5SD	2SD	-2SD	-1.5SD	0SD	1.5SD	2SD
36	0	1,744	1,897	2,361	2,834	2,994	1,821	1,967	2,435	2,948	3,128
	1	1,760	1,913	2,379	2,854	3,015	1,837	1,984	2,454	2,969	3,150
	2	1,792	1,946	2,414	2,893	3,055	1,871	2,019	2,493	3,010	3,193
	3	1,809	1,962	2,432	2,913	3,075	1,888	2,036	2,511	3,031	3,214
	4	1,841	1,996	2,468	2,951	3,115	1,921	2,071	2,549	3,072	3,256
	5	1,858	2,012	2,486	2,971	3,135	1,938	2,088	2,568	3,092	3,277
	6	1,891	2,046	2,521	3,009	3,174	1,972	2,123	2,606	3,132	3,318
37	0	1,907	2,062	2,538	3,027	3,193	1,989	2,140	2,624	3,152	3,338
	1	1,924	2,079	2,556	3,046	3,212	2,006	2,158	2,643	3,172	3,358
	2	1,957	2,113	2,591	3,083	3,250	2,040	2,192	2,679	3,210	3,397
	3	1,974	2,130	2,608	3,101	3,269	2,057	2,209	2,697	3,229	3,416
	4	2,007	2,163	2,642	3,137	3,306	2,090	2,243	2,733	3,266	3,454
	5	2,024	2,180	2,659	3,155	3,324	2,107	2,260	2,750	3,284	3,472
	6	2,057	2,213	2,692	3,190	3,360	2,139	2,293	2,785	3,320	3,508
38	0	2,073	2,229	2,709	3,207	3,377	2,156	2,310	2,802	3,337	3,525
	1	2,090	2,245	2,725	3,224	3,395	2,172	2,326	2,818	3,354	3,542
	2	2,122	2,277	2,757	3,258	3,428	2,204	2,358	2,851	3,388	3,576
	3	2,138	2,293	2,773	3,274	3,445	2,220	2,374	2,868	3,404	3,593
	4	2,170	2,325	2,804	3,306	3,478	2,251	2,406	2,899	3,437	3,625
	5	2,185	2,340	2,819	3,322	3,494	2,266	2,421	2,915	3,452	3,641
	6	2,216	2,370	2,849	3,352	3,525	2,296	2,452	2,946	3,484	3,672
39	0	2,231	2,385	2,864	3,367	3,540	2,311	2,467	2,961	3,499	3,688
	1	2,246	2,400	2,878	3,382	3,555	2,326	2,482	2,977	3,514	3,703
	2	2,275	2,428	2,907	3,411	3,584	2,356	2,511	3,006	3,544	3,733
	3	2,289	2,442	2,920	3,425	3,598	2,370	2,526	3,021	3,559	3,748
	4	2,316	2,469	2,947	3,452	3,626	2,399	2,555	3,050	3,588	3,777
	5	2,330	2,483	2,960	3,465	3,640	2,413	2,569	3,065	3,602	3,791
	6	2,356	2,509	2,986	3,491	3,666	2,441	2,597	3,093	3,631	3,820
40	0	2,369	2,521	2,998	3,504	3,679	2,455	2,611	3,107	3,645	3,834
	1	2,382	2,534	3,011	3,517	3,692	2,468	2,625	3,121	3,659	3,848
	2	2,406	2,558	3,035	3,541	3,716	2,496	2,652	3,149	3,687	3,875
	3	2,418	2,570	3,047	3,553	3,729	2,509	2,665	3,162	3,700	3,889
	4	2,442	2,594	3,070	3,577	3,752	2,535	2,692	3,189	3,727	3,916
	5	2,454	2,606	3,081	3,588	3,764	2,549	2,705	3,203	3,741	3,929
	6	2,477	2,628	3,104	3,611	3,787	2,575	2,732	3,229	3,767	3,955
41	0	2,489	2,640	3,115	3,623	3,799	2,588	2,745	3,242	3,780	3,969
	1	2,500	2,651	3,126	3,634	3,810	2,601	2,758	3,256	3,794	3,982
	2	2,523	2,674	3,149	3,656	3,833	2,626	2,784	3,282	3,820	4,008
	3	2,534	2,685	3,160	3,667	3,844	2,639	2,797	3,295	3,833	4,021
	4	2,557	2,708	3,182	3,690	3,866	2,665	2,823	3,321	3,859	4,046
	5	2,569	2,719	3,193	3,701	3,877	2,678	2,836	3,334	3,871	4,059
	6	2,591	2,741	3,215	3,723	3,899	2,704	2,862	3,360	3,897	4,085

16）身長・頭囲（SD）男児・女児（在胎22〜28週）

週	日	身長（cm）					頭囲（cm）				
		標準偏差					標準偏差				
		-2SD	-1.5SD	0SD	1.5SD	2SD	-2SD	-1.5SD	0SD	1.5SD	2SD
22	0	23.7	24.6	27.2	29.6	30.3	17.2	17.8	19.5	21.0	21.5
	1	23.8	24.8	27.3	29.7	30.5	17.2	17.9	19.6	21.1	21.6
	2	24.1	25.0	27.6	30.0	30.8	17.4	18.0	19.8	21.3	21.8
	3	24.2	25.1	27.8	30.2	30.9	17.5	18.1	19.9	21.4	22.0
	4	24.4	25.4	28.1	30.5	31.2	17.6	18.3	20.0	21.7	22.2
	5	24.6	25.5	28.2	30.6	31.4	17.7	18.3	20.1	21.8	22.3
	6	24.8	25.8	28.5	30.9	31.7	17.9	18.5	20.3	22.0	22.5
23	0	24.9	25.9	28.6	31.1	31.8	17.9	18.6	20.4	22.1	22.6
	1	25.0	26.0	28.8	31.2	32.0	18.0	18.7	20.5	22.2	22.7
	2	25.3	26.3	29.1	31.5	32.3	18.2	18.8	20.7	22.4	23.0
	3	25.4	26.4	29.2	31.7	32.4	18.2	18.9	20.8	22.5	23.1
	4	25.6	26.7	29.5	32.0	32.7	18.4	19.1	21.0	22.7	23.3
	5	25.7	26.8	29.6	32.1	32.9	18.5	19.2	21.1	22.8	23.4
	6	26.0	27.1	29.9	32.4	33.2	18.6	19.3	21.3	23.1	23.6
24	0	26.1	27.2	30.1	32.6	33.4	18.7	19.4	21.4	23.2	23.7
	1	26.2	27.3	30.2	32.8	33.5	18.8	19.5	21.5	23.3	23.8
	2	26.5	27.6	30.5	33.1	33.8	18.9	19.6	21.7	23.5	24.1
	3	26.6	27.7	30.7	33.2	34.0	19.0	19.7	21.8	23.6	24.2
	4	26.9	28.0	31.0	33.5	34.3	19.1	19.9	21.9	23.8	24.4
	5	27.0	28.1	31.1	33.7	34.5	19.2	20.0	22.0	23.9	24.5
	6	27.2	28.4	31.4	34.0	34.8	19.4	20.1	22.2	24.1	24.7
25	0	27.4	28.6	31.6	34.2	35.0	19.4	20.2	22.3	24.2	24.8
	1	27.5	28.7	31.8	34.4	35.1	19.5	20.3	22.4	24.4	25.0
	2	27.8	29.0	32.1	34.7	35.5	19.7	20.5	22.6	24.6	25.2
	3	27.9	29.1	32.2	34.8	35.6	19.7	20.5	22.7	24.7	25.3
	4	28.2	29.4	32.6	35.2	36.0	19.9	20.7	22.9	24.9	25.5
	5	28.4	29.6	32.7	35.3	36.1	20.0	20.8	23.0	25.0	25.6
	6	28.7	29.9	33.0	35.6	36.4	20.1	21.0	23.2	25.2	25.9
26	0	28.8	30.0	33.2	35.8	36.6	20.2	21.0	23.3	25.4	26.0
	1	29.0	30.2	33.3	36.0	36.8	20.3	21.1	23.4	25.5	26.1
	2	29.3	30.5	33.7	36.3	37.1	20.4	21.3	23.6	25.7	26.3
	3	29.5	30.7	33.8	36.5	37.3	20.5	21.4	23.7	25.8	26.5
	4	29.8	31.0	34.1	36.8	37.6	20.7	21.5	23.9	26.0	26.7
	5	29.9	31.1	34.3	36.9	37.7	20.8	21.6	24.0	26.2	26.8
	6	30.3	31.5	34.6	37.3	38.1	20.9	21.8	24.2	26.4	27.1
27	0	30.4	31.6	34.8	37.4	38.2	21.0	21.9	24.3	26.5	27.2
	1	30.6	31.8	34.9	37.6	38.4	21.1	22.0	24.4	26.6	27.3
	2	30.9	32.1	35.2	37.9	38.7	21.2	22.2	24.6	26.9	27.5
	3	31.1	32.2	35.4	38.0	38.8	21.3	22.2	24.8	27.0	27.7
	4	31.4	32.6	35.7	38.3	39.1	21.5	22.4	25.0	27.2	27.9
	5	31.5	32.7	35.8	38.5	39.3	21.6	22.5	25.1	27.3	28.0
	6	31.8	33.0	36.1	38.8	39.6	21.7	22.7	25.3	27.5	28.2
28	0	32.0	33.2	36.3	39.0	39.8	21.8	22.8	25.4	27.7	28.4
	1	32.1	33.3	36.4	39.1	39.9	21.9	22.9	25.5	27.8	28.5
	2	32.4	33.6	36.7	39.4	40.2	22.1	23.0	25.7	28.0	28.7
	3	32.6	33.8	36.9	39.6	40.4	22.2	23.1	25.8	28.1	28.8
	4	32.9	34.1	37.2	39.9	40.7	22.3	23.3	26.0	28.3	29.1
	5	33.0	34.2	37.3	40.0	40.9	22.4	23.4	26.1	28.4	29.2
	6	33.3	34.5	37.6	40.3	41.2	22.6	23.6	26.3	28.7	29.4

17）身長・頭囲（SD）男児・女児（在胎29〜35週）

週	日	身長（cm）					頭囲（cm）				
		標準偏差					標準偏差				
		-2SD	-1.5SD	0SD	1.5SD	2SD	-2SD	-1.5SD	0SD	1.5SD	2SD
29	0	33.5	34.6	37.8	40.5	41.4	22.7	23.7	26.4	28.8	29.5
	1	33.6	34.8	37.9	40.7	41.5	22.8	23.8	26.5	28.9	29.6
	2	33.9	35.1	38.2	41.0	41.8	22.9	23.9	26.7	29.1	29.8
	3	34.1	35.2	38.3	41.1	42.0	23.0	24.0	26.8	29.2	29.9
	4	34.3	35.5	38.6	41.5	42.3	23.2	24.2	27.0	29.4	30.2
	5	34.5	35.6	38.8	41.6	42.5	23.3	24.3	27.1	29.5	30.3
	6	34.7	35.9	39.1	41.9	42.8	23.4	24.5	27.3	29.7	30.5
30	0	34.9	36.0	39.2	42.1	43.0	23.5	24.6	27.3	29.8	30.6
	1	35.0	36.2	39.4	42.3	43.2	23.6	24.7	27.4	29.9	30.7
	2	35.3	36.4	39.6	42.6	43.5	23.8	24.8	27.6	30.1	30.9
	3	35.4	36.5	39.8	42.7	43.7	23.9	24.9	27.7	30.2	30.9
	4	35.6	36.8	40.1	43.0	44.0	24.1	25.1	27.9	30.4	31.1
	5	35.8	36.9	40.2	43.2	44.2	24.2	25.2	28.0	30.5	31.2
	6	36.0	37.2	40.5	43.5	44.5	24.3	25.4	28.2	30.7	31.4
31	0	36.1	37.3	40.6	43.7	44.6	24.4	25.5	28.3	30.7	31.5
	1	36.2	37.4	40.7	43.8	44.8	24.5	25.5	28.4	30.8	31.6
	2	36.4	37.6	41.0	44.1	45.1	24.7	25.7	28.5	31.0	31.8
	3	36.5	37.7	41.1	44.2	45.2	24.8	25.8	28.6	31.1	31.9
	4	36.7	38.0	41.4	44.5	45.5	25.0	26.0	28.8	31.3	32.1
	5	36.8	38.1	41.5	44.6	45.6	25.1	26.1	28.9	31.4	32.1
	6	37.0	38.3	41.7	44.9	45.9	25.3	26.3	29.1	31.5	32.3
32	0	37.1	38.4	41.8	45.0	46.0	25.4	26.4	29.2	31.6	32.4
	1	37.2	38.5	42.0	45.2	46.2	25.4	26.5	29.2	31.7	32.5
	2	37.4	38.7	42.2	45.4	46.4	25.6	26.6	29.4	31.9	32.6
	3	37.5	38.8	42.3	45.5	46.5	25.7	26.7	29.5	32.0	32.7
	4	37.7	39.0	42.5	45.7	46.8	25.9	26.9	29.7	32.1	32.9
	5	37.8	39.1	42.6	45.9	46.9	26.0	27.0	29.8	32.2	33.0
	6	38.0	39.3	42.9	46.1	47.1	26.2	27.2	29.9	32.4	33.1
33	0	38.1	39.4	43.0	46.2	47.2	26.3	27.3	30.0	32.4	33.3
	1	38.2	39.5	43.1	46.3	47.3	26.4	27.4	30.1	32.5	33.3
	2	38.3	39.7	43.3	46.5	47.5	26.6	27.6	30.2	32.7	33.4
	3	38.4	39.8	43.4	46.6	47.6	26.7	27.6	30.3	32.7	33.5
	4	38.6	40.0	43.6	46.9	47.9	26.9	27.8	30.5	32.9	33.6
	5	38.7	40.1	43.7	47.0	48.0	27.0	27.9	30.6	32.9	33.7
	6	38.9	40.3	44.0	47.2	48.2	27.1	28.1	30.7	33.1	33.8
34	0	39.0	40.4	44.1	47.3	48.3	27.2	28.2	30.8	33.1	33.9
	1	39.1	40.5	44.2	47.4	48.4	27.3	28.3	30.8	33.2	33.9
	2	39.3	40.7	44.4	47.6	48.6	27.5	28.4	31.0	33.3	34.1
	3	39.4	40.8	44.5	47.7	48.7	27.6	28.5	31.1	33.4	34.1
	4	39.6	41.0	44.7	47.9	48.9	27.8	28.7	31.2	33.5	34.2
	5	39.7	41.1	44.8	48.0	49.0	27.9	28.8	31.3	33.6	34.3
	6	39.9	41.3	45.0	48.2	49.2	28.0	28.9	31.4	33.7	34.4
35	0	40.0	41.4	45.1	48.3	49.3	28.1	29.0	31.5	33.7	34.5
	1	40.1	41.5	45.2	48.4	49.4	28.2	29.1	31.5	33.8	34.5
	2	40.3	41.7	45.5	48.6	49.5	28.4	29.2	31.7	33.9	34.6
	3	40.4	41.8	45.6	48.7	49.6	28.5	29.3	31.7	33.9	34.7
	4	40.6	42.1	45.8	48.9	49.8	28.6	29.5	31.8	34.0	34.8
	5	40.8	42.2	45.9	49.0	49.9	28.7	29.5	31.9	34.1	34.8
	6	41.0	42.4	46.1	49.2	50.1	28.9	29.7	32.0	34.2	34.9

18）身長・頭囲（SD）男児・女児（在胎36〜41週）

週	日	身長（cm）標準偏差					頭囲（cm）標準偏差				
		-2SD	-1.5SD	0SD	1.5SD	2SD	-2SD	-1.5SD	0SD	1.5SD	2SD
36	0	41.1	42.6	46.2	49.3	50.2	29.0	29.8	32.1	34.2	34.9
	1	41.3	42.7	46.3	49.4	50.3	29.0	29.8	32.1	34.3	35.0
	2	41.5	42.9	46.5	49.6	50.5	29.2	30.0	32.3	34.4	35.1
	3	41.7	43.1	46.6	49.6	50.6	29.3	30.1	32.3	34.4	35.1
	4	41.9	43.3	46.8	49.8	50.7	29.4	30.2	32.4	34.5	35.2
	5	42.1	43.4	46.9	49.9	50.8	29.5	30.3	32.5	34.6	35.2
	6	42.4	43.7	47.2	50.1	51.0	29.6	30.4	32.6	34.7	35.3
37	0	42.5	43.8	47.2	50.2	51.1	29.7	30.5	32.6	34.7	35.4
	1	42.6	43.9	47.3	50.3	51.1	29.8	30.5	32.7	34.7	35.4
	2	42.9	44.2	47.5	50.4	51.3	29.9	30.6	32.8	34.8	35.5
	3	43.1	44.3	47.6	50.5	51.4	30.0	30.7	32.8	34.8	35.5
	4	43.3	44.5	47.8	50.6	51.5	30.1	30.8	32.9	34.9	35.6
	5	43.4	44.6	47.9	50.7	51.5	30.1	30.8	32.9	34.9	35.6
	6	43.7	44.9	48.0	50.8	51.7	30.2	30.9	33.0	35.0	35.6
38	0	43.8	45.0	48.1	50.9	51.7	30.2	30.9	33.0	35.0	35.6
	1	43.9	45.1	48.2	50.9	51.8	30.3	31.0	33.0	35.0	35.7
	2	44.1	45.3	48.3	51.1	51.9	30.3	31.0	33.1	35.1	35.7
	3	44.3	45.4	48.4	51.1	52.0	30.4	31.1	33.1	35.1	35.7
	4	44.5	45.5	48.5	51.2	52.1	30.4	31.1	33.1	35.1	35.7
	5	44.6	45.6	48.6	51.3	52.1	30.4	31.1	33.2	35.1	35.8
	6	44.8	45.7	48.7	51.4	52.2	30.5	31.2	33.2	35.1	35.8
39	0	44.9	45.9	48.8	51.5	52.3	30.5	31.2	33.2	35.2	35.8
	1	45.0	46.0	48.9	51.5	52.4	30.5	31.2	33.2	35.2	35.8
	2	45.1	46.1	49.0	51.6	52.5	30.6	31.2	33.3	35.2	35.8
	3	45.2	46.2	49.1	51.7	52.5	30.6	31.3	33.3	35.2	35.8
	4	45.4	46.4	49.2	51.8	52.6	30.6	31.3	33.3	35.2	35.9
	5	45.5	46.4	49.2	51.9	52.7	30.7	31.3	33.3	35.3	35.9
	6	45.6	46.6	49.4	52.0	52.8	30.7	31.4	33.4	35.3	35.9
40	0	45.7	46.7	49.4	52.0	52.9	30.7	31.4	33.4	35.3	35.9
	1	45.8	46.7	49.5	52.1	52.9	30.8	31.4	33.4	35.3	36.0
	2	45.9	46.9	49.6	52.2	53.0	30.8	31.5	33.5	35.4	36.0
	3	46.0	46.9	49.6	52.2	53.1	30.9	31.5	33.5	35.4	36.0
	4	46.1	47.0	49.7	52.3	53.2	30.9	31.6	33.5	35.4	36.1
	5	46.2	47.1	49.8	52.4	53.2	31.0	31.6	33.6	35.5	36.1
	6	46.3	47.2	49.9	52.5	53.3	31.1	31.7	33.6	35.5	36.1
41	0	46.3	47.2	49.9	52.5	53.4	31.1	31.7	33.7	35.5	36.2
	1	46.4	47.3	50.0	52.6	53.4	31.1	31.8	33.7	35.6	36.2
	2	46.5	47.4	50.0	52.7	53.5	31.2	31.8	33.7	35.6	36.2
	3	46.5	47.4	50.1	52.7	53.5	31.2	31.9	33.8	35.6	36.3
	4	46.6	47.5	50.2	52.8	53.6	31.3	32.0	33.8	35.7	36.3
	5	46.6	47.5	50.2	52.8	53.7	31.4	32.0	33.9	35.7	36.3
	6	46.7	47.6	50.3	52.9	53.7	31.4	32.1	33.9	35.8	36.4

P

データ

(付記)胸囲(男児・女児)

在胎週数	男児			女児		
	パーセンタイル			パーセンタイル		
	10	50	90	10	50	90
22	16.8	19.0	21.2	16.4	18.6	20.8
23	17.1	19.3	21.5	16.6	18.9	21.1
24	17.5	19.7	21.9	17.0	19.3	21.5
25	18.1	20.3	22.5	17.6	19.8	22.0
26	18.7	20.9	23.1	18.2	20.4	22.6
27	19.4	21.6	23.8	18.9	21.1	23.3
28	20.2	22.4	24.6	19.6	21.9	24.1
29	21.0	23.2	25.4	20.5	22.7	24.9
30	21.9	24.1	26.3	21.3	23.5	25.7
31	22.8	25.0	27.2	22.2	24.4	26.6
32	23.7	25.9	28.1	23.1	25.3	27.5
33	24.6	26.8	29.0	24.0	26.2	28.4
34	25.5	27.7	29.9	24.9	27.1	29.3
35	26.4	28.6	30.8	25.7	28.0	30.2
36	27.3	29.5	31.7	26.6	28.8	31.0
37	28.1	30.3	32.5	27.4	29.6	31.9
38	28.8	31.0	33.2	28.0	30.2	32.5
39	29.3	31.5	33.7	28.6	30.8	33.0
40	29.9	32.1	34.3	29.1	31.3	33.5
41	30.3	32.5	34.7	29.6	31.8	34.0

2010年の在胎期間別出生時体格標準値[9,10]には胸囲の項目がないので,1998年の在胎別出生時体格基準値[11]のデータを付記した。

クリニカルメモ

表P-5　新生児に関する用語の定義

用語	体重	身長
Small for gestational age(SGA) Small-for-date(SFD)	<10パーセンタイル	<10パーセンタイル
Light-for-date(LFD)	<10パーセンタイル	身長の如何を問わず
Appropriate for gestational age(AGA) Appropriate-for-date(AFD)	≧10パーセンタイル 〜 <90パーセンタイル	
Heavy for gestational age Heavy-for-date	≧90パーセンタイル	身長の如何を問わず

(注1)Light-for-dateやlight for gestational ageと,large-for-dateやlarge for gestational ageとの混乱を避けるために,LFDやLGAの略語に注意する。またheavy-for-dateやheavy for gestational ageを用いるとよい。

(注2)小頭囲の児では神経学的予後が悪く,その目安は−1.5SDであった[12]。

文献

1) 千田勝一：マイクロバブルテスト．周産期医27（増刊）：688-90，1997

2) Pattle RE, Kratzing CC, Parkinson CE, et al：Maturity of fetal lungs tested by production of stable microbubbles in amniotic fluid. Br J Obstet Gynaecol86：615-22, 1979

3) Chida S, Fujiwara T, Konishi M, et al：Stable microbubble test for predicting the risk of respiratory distress syndrome：II. Prospective evaluation of the test on amniotic fluid and gastric aspirate. Eur J Pediatr152：152-6, 1993

4) 後藤玄夫：APRスコア．後藤正哲（編）：新生児医療の臨床手技，メディカ出版，144-8，1995

5) 白幡 聡：新生児出血性疾患．周産期医26：1443-8，1996

6) 河井昌彦，水本 洋，丹羽房子，他：早期新生児期のDIC診断基準の考案—プロトロンビン時間を重視した診断基準作成の試み．日周産期・新生児会誌43：10-4，2007

7) 白幡 聡，高橋幸博，茨 聡，他：新生児DIC診断・治療指針2016年版．日産婦新生児血会誌25：3-34，2016

8) 仲澤麻紀，後藤裕介，松田恭子，他：新生児メレナの鑑別におけるHPLC法の有用性についての検討．日未熟児新生児会誌17：165-9，2005

9) 板橋家頭夫，藤村正哲，楠田 聡，他：新しい在胎期間別体格標準値の導入について．日小児会誌114：1271-93，2010

10) 日本小児科学会新生児委員会：日本小児科学会新生児委員会報告「新しい在胎期間別体格標準値」の修正について．日小児会誌114：1771-806，2010

11) 小川雄之亮，岩村 透，栗谷典量，他：日本人の在胎別出生時体格基準値．日新生児会誌34：624-32，1998

12) 三石知左子，原 仁，山口規容子，他：胎内発育障害の臨床的研究 第7報 頭部発育追跡の意義－神経学的予後の指標として．日新生児会誌30：234-9，1994

索 引

A

A/C 22
ABO不適合 51
α_1-acid glycoprotein（α_1AG）
.... 184
APRスコア 184
Aptテスト 186

B

BCG 138
BIPAP 21
Bomsel分類 25
B型肝炎
　☞ N-12 159
　ワクチン 133
B群溶連菌
　☞ N-5 148
　肺炎 29

C

CAM
　白血球増多 54
　慢性肺疾患 119
　臨床的診断基準 4
CLD
　☞ K-6 119
　RSウイルス 134
　インフルエンザ 138
CP 137
CPAP 21
CRP 184
C型肝炎 ☞ N-13 160

D

DIC
　診断（DICスコア）................... 184
　治療 147
DOA
　使用方法 .... 41，187
　循環不全 40
　新生児一過性多呼吸 32
　腎不全 77
　晩期循環不全 124

DOB

DOB
　使用方法 .... 41，187
　使用時の注意（PDA）................. 86
　循環不全 40
　晩期循環不全 124
DPAP 21
dry lung syndrome ☞ C-7 31

F

FFP 147
FIP（限局性小腸穿孔）☞ J-6 110
FOY 147

G

GBS
　☞ N-5 148
　肺炎 29
G-CSF 54
G-I（グルコース-インスリン）療法
　使用方法 187
　高カリウム血症 65

H

haptoglobin（Hp）..................... 184
HFO 23
HHHFNC 21
Hib（インフルエンザ菌b型
　ワクチン）.............................. 133
HIE ☞ O-1 ～ 4 170
HTLV-1 ☞ N-14 161

I

IMV 22
ITP .... 6，55
IUGR児 ....→ light-for-date児
IVH
　☞ C-16（～3時間）................... 46
　☞ G-7（24 ～ 48時間）............. 88
　☞ J-2（1 ～ 2週）................... 107
　Papileの分類（重症度）.............. 46
　けいれん .... 67，88
　診断（エコー）............. 43，45，46
　母体ステロイド投与 7

L

light-for-date児
血小板減少 55
多血 53
低血糖 104
白血球減少 54
輸液 .... 36，79，95，101

M

MAS
☞ C-4 28
出生時吸引処置 7
MCTオイル 120
milking（臍帯血）.........................7
MR ....20，137，158
MRSA
☞ N-6 151
抗菌薬の選択 144
新生児TSS様発疹症 99

N

NEC
☞ J-6 110
超早期授乳 72
not doing well 141
NO吸入療法 35
NPPV 21
NTED ☞ H-6 99

P

Papileの分類 46
PDA
☞ G-6（24〜48時間）.............84
☞ H-5（2〜4日）......................98
PIVKA-Ⅱ 91
PSV 22
PTV 22
PVE（脳室周囲高エコー域）
.... 49，107
PVL（脳室周囲白質軟化症）
☞ C-17（〜3時間）.................49
☞ G-8（24〜48時間）...........88
☞ J-3（1〜2週）....................107
☞ K-1（2週〜）......................114
診断（エコー）........... 107，114
診断（MRI）.............................131

R

RDS
☞ C-3 25
母体ステロイド投与 7
マイクロバブルテスト 182
Rh不適合
Rh（−）の母 6
溶血性黄疸 .... 51，73

S

Sarnatの重症度分類 .... 171，178
SIMV 22
SiPAP 21

T

Thompsonスコア .... 171，178
TSS様発疹症 ☞ H-6 99
TTN ☞ C-9 32

V

volume expander
壊死性腸炎 112
循環不全 40
腎不全 76
蘇生 .... 2，16
晩期循環不全 124
VTV 22

W

wet lung ☞ C-9 32
withdrawal syndrome 4

あ

アシクロビル .... 146，153
アシドーシス ☞ C-12 37
アドレナリン
使用方法 .... 41，187
吸入（抜管後）..........................62
循環不全 40
蘇生 .... 2，16
アドレナリン（ボスミン）
吸入（抜管後）........................121
アプニション 90
アプネカット 109
アミカシン .... 143，150
アミノフィリン 90

211

アミノ酸 96
アムホテリシンB.............112，162
アルファロール................103，118
アルブミン
　循環不全 33
　腎不全 76
　部分交換輸血..............................53
アルベカシン ....145，152
アンチトロンビンⅢ製剤
　（アンスロビン）.....................147
アンピシリン ....143，149，150
アンピシリン/スルバクタム......144
アンブロキソール 122

い

胃管 ☞ C-23 56
胃出血 ☞ G-11 91
イソプロテレノール
　使用方法.........................41，187
　使用時の注意（PDA）...............86
　循環不全 40
一過性心雑音 ☞ K-13 127
一酸化窒素（NO）吸入療法...........35
イノバン
　使用方法.........................41，187
　循環不全 40
　新生児一過性多呼吸 32
　腎不全 77
　晩期循環不全............................124
イミダリン 187
インクレミン 115
インスリン
　使用方法 187
　高カリウム血症.........................65
　高血糖 123
　先天性高インスリン血症.. 38，63
　低血糖 38
インドメタシン（インダシン）
　.....................................86，98
イントラファット，イントラリポス
　...96
インフルエンザ菌b型ワクチン..133
インフルエンザウイルス
　☞ N-17 164
　ワクチン 138

え

エアリーク ☞ C-6 30
栄養輸液 96
壊死性腸炎
　☞ J-6..................................110
　超早期授乳.................................72
エピネフリン
　使用方法.........................41，187
　吸入（抜管後）............................62
　蘇生 ....2，16
エピネフリン（ボスミン）
　吸入（抜管後）..........................121
エフォーワイ 147
エリスロポエチン（エスポー，
　エポジン）..............................115
エリスロマイシン
　クラミジア 163
　慢性肺疾患 122
塩酸モルヒネ ....24，189

お

黄疸
　☞ C-18（〜3時間）...............51
　☞ F-3（〜24時間）...............73
　☞ G-5（〜48時間）...............82
　☞ H-4（〜4日）...................98
　交換輸血 ....51，73
　交換輸血の基準........73，75，83
　光線療法 ....82，98
　光線療法の基準 82
　遷延性黄疸 126
　母乳性黄疸 126
　免疫グロブリン 74
　溶血性黄疸 ....6，51，73
嘔吐
　☞ D-3（3〜6時間）...............63
　☞ K-12（〜2週）..................126
オセルタミビル...........................164

か

仮死 ☞ O-1〜4 170
ガスター 91
ガスリー検査
　1回目 101
　2回目 ....114，131

カテコールアミン
　使用方法 .... 41，187
　使用時の注意(PDA) 86
　壊死性腸炎 112
　循環不全 40
　新生児一過性多呼吸 32
　腎不全 77
　晩期循環不全 124
カフェイン .... 90，109
カルシウム .... 103，118
カルチコール
　低カルシウム血症 .... 81，103
　不整脈 66
　輸液(生直後) 36
　輸液(24～48時間) 79
　輸液(2～4日) 95
　輸液(4日～1週) 101
ガンシクロビル 155
カンジダ ☞ N-15 162
感染症
　APRスコア 184
　B型肝炎ウイルス 159
　C型肝炎ウイルス 160
　GBS(B群溶連菌) 148
　インフルエンザウイルス 164
　起炎微生物 140
　クラミジア 163
　結核 165
　サイトメガロウイルス 154
　症状 141
　真菌(カンジダ) 162
　水痘ウイルス 156
　成人T細胞白血病ウイルス 161
　単純ヘルペスウイルス 153
　肺炎 29
　風疹ウイルス 158
　麻疹ウイルス 157
　メチシリン耐性黄色ブドウ
　　球菌(MRSA) 151
浣腸 92

き

気管挿管 14
気胸 ☞ C-6 30
キシロカイン .... 66，189
急性期離脱後循環不全 ☞ K-9 ... 124

吸入(抜管後) .... 62，121
去痰薬 122
筋弛緩薬 .... 24，188
筋肉注射 159

く

クラフォラン .... 144，150
クラミジア ☞ N-16 163
クラリスロマイシン(クラリス，
　クラリシッド) 163
グリセリン浣腸 92
クリンダマイシン ...111，146，149
グルコース-インスリン(G-I)療法
　使用方法 187
　高カリウム血症 65
グルコン酸カルシウム
　低カルシウム血症 .... 81，103
　不整脈 66
　輸液(生直後) 36
　輸液(24～48時間) 79
　輸液(2～4日) 95
　輸液(4日～1週) 101
くる病 ☞ K-5 117

け

経静脈栄養 96
経腸栄養(経管栄養)
　☞ F-2 (24時間) 72
　☞ G-4 (24～48時間) 81
　☞ H-3 (2日～) 97
　栄養の始め方 72
　栄養の増やし方 97
けいれん
　☞ E-2 67
　☞ G-9 (24～48時間) 88
　☞ I-4 (4日～1週) 104
　HIE 176
　新生児仮死 170
　多血症 53
　治療 68
　低カルシウム血症 .... 88，104
　低血糖症 .... 38，88
　脳硬塞 88
　脳室内出血 .... 46，88
　良性家族性新生児けいれん
　　............................ 67，88

213

良性特発性新生児けいれん
.... 67，104
下血 ☞ G-11 91
結核 ☞ N-18 165
血管拡張薬
使用方法 187
血小板減少
☞ C-22 55
DICスコア 184
ITPからの出生 .... 6，55
血小板輸血 .... 55，147
新生児TSS様発疹症 99
先天性風疹症候群 158
血便 ☞ G-11 91
結膜炎(クラミジア) 163
限局性小腸穿孔 ☞ J-6 110

こ

高アルカリフォスファターゼ血症
.... 117
高インスリン血性低血糖症 104
高カリウム血症
☞ E-1 (〜12時間) 65
☞ F-1 (12〜24時間) 71
グルコース-インスリン(G-I)
療法 .... 65，187
腎不全 77
高カロリー輸液 96
交換輸血
感染症 140
高ビリルビン血症 .... 51，73
高血糖
☞ E-3 (〜12時間) 69
☞ K-7 (2週〜) 123
インスリン治療 .... 123，187
晩発性一過性高血糖 123
未熟児一過性糖尿病 123
甲状腺機能異常
遷延性黄疸 126
母の甲状腺機能亢進症 5
母の甲状腺機能低下症 5
抗真菌薬 .... 111，162
光線療法
治療基準 82
副作用 98
好中球減少症 54

喉頭浮腫 .... 62，121
高ナトリウム血症 ☞ H-2 97
高二酸化炭素血症
低酸素性虚血性脳症 175
慢性肺疾患 120
高ビリルビン血症
☞ C-18 (〜3時間) 51
☞ F-3 (〜24時間) 73
☞ G-5 (〜48時間) 82
☞ H-4 (〜4日) 98
交換輸血 .... 51，73
交換輸血の基準 .... 73，75，83
光線療法 .... 82，98
光線療法の基準 82
遷延性黄疸 126
母乳性黄疸 126
免疫グロブリン 74
溶血性黄疸 .... 6，51，73
呼吸管理
☞ C-2 20
☞ D-1 61
A/C 22
BIPAP 21
CPAP 21
DPAP 21
HFO 23
HHHFNC 21
IMV 22
NPPV 21
PSV 22
PTV 22
SIMV 22
SiPAP 21
VTV 22
加温加湿の設定 24
設定の下げ方 62
鎮静 24
抜管後喉頭浮腫 .... 62，121
呼吸窮迫症候群
☞ C-3 25
母体ステロイド投与 7
マイクロバブルテスト 182

さ

サーファクタント(サーファクテン)
MAS 28

RDS..............................25
臍帯血ミルキング..........................7
サイトメガロウイルス ☞ N-8 .. 154

し

ジアゼパム..............................68
ジアゾキシド..........................104
シナジス..............................134
ジフルカン..........................162
脂肪乳剤(イントラファット,
イントラリポス)....................96
絨毛膜羊膜炎
　白血球増多............................54
　慢性肺疾患............................119
　臨床的診断基準..........................4
出血後水頭症..................46, 48
授乳
　☞ F-2 (～24時間)...............72
　☞ G-4 (24～48時間)...........81
　☞ H-3 (2日～)....................97
　授乳の始め方........................72
　授乳の増やし方......................97
循環血液増量薬
　循環不全..............................40
　蘇生..............................2, 16
　晩期循環不全........................124
循環不全(低血圧)
　☞ C-14..............................40
　血管拡張薬使用時....................34
　晩期循環不全........................124
消化管出血 ☞ G-11...............91
消化管穿孔
　壊死性腸炎..........................110
　限局性小腸穿孔......................110
　胎便関連性腸閉塞症..................92
小頭囲..........................136, 208
真菌感染症 ☞ N-15...............162
人工換気療法
　☞ C-2..............................20
　☞ D-1..............................61
　A/C..............................22
　BIPAP..............................21
　CPAP..............................21
　DPAP..............................21
　HFO..............................23
　HHHFNC..............................21

IMV..............................22
NPPV..............................21
PSV..............................22
PTV..............................22
SIMV..............................22
SiPAP..............................21
VTV..............................22
加温加湿の設定........................24
設定の下げ方..........................62
鎮静..............................24
抜管後喉頭浮腫............62, 121
心雑音(一過性) ☞ K-13...........127
新生児TSS様発疹症 ☞ H-6........99
新生児一過性多呼吸 ☞ C-9 32
新生児仮死 ☞ O-1～4.............170
新生児遷延性肺高血圧症
　☞ C-10..............................33
　MAS..............................28
　新生児仮死..........................170
新鮮凍結血漿(FFP)................147
腎不全 ☞ F-4..........................76

す

髄液..............................142
水痘 ☞ N-9..........................156
水頭症(出血後)..................46, 48
ステロイド
　吸入(抜管後)................62, 121
　血小板減少症........................55
　循環不全..............................40
　低血糖..................38, 63, 104
　母体への投与..........................7

せ

成人T細胞白血病ウイルス ☞ N-14
..............................161
精神運動発達遅滞.....20, 137, 158
セファゾリン..........................149
セフォゾプラン..........................144
セフォタキシム(セフォタックス)
..............................144, 150
セフタジジム..........................146
セルシン..............................69
遷延性黄疸 ☞ K-10................126
先天性高インスリン血症 38, 63

215

そ

挿管	14
双胎間輸血症候群	52, 53
鼠径ヘルニア	126, 137
ゾシン	146
蘇生	
B-1 〜 5	11
気管挿管	14
胸骨圧迫	16
蘇生薬	3, 16
マスク＆バッグ	13
ソセゴン	131, 189
ゾビラックス	146, 153, 156
ソル・コーテフ	
	→ ヒドロコルチゾン

た

胎児母体間輸血	52
胎便関連性腸閉塞症 　 G-12	92
胎便吸引症候群	
C-4	28
出生時吸引処置	7
多血	
C-20	53
新生児一過性多呼吸	32
低血糖	38
タゴシッド	145, 152
タゾバクタム/ピペラシリン	146
タミフル	164
ダラシンS	111, 146, 149
炭酸水素ナトリウム	
アシドーシス補正	37
蘇生	2, 16
不整脈	66
単純ヘルペス 　 N-7	153
タンデトロン	188

ち

超早期授乳	72
鎮静薬	24, 189
鎮痛薬	24, 188

て

低カリウム血症	80, 95, 102
低カルシウム血症	
G-3 (24 〜 48時間)	81
けいれん	88, 104
副甲状腺機能低下症	103
低血圧	→ 循環不全
低血糖症	
C-13 (〜 3時間)	38
D-2 (3 〜 6時間)	63
I-3 (4日〜)	104
ジアゾキシド	104
ヒドロコルチゾン	104
テイコプラニン	145, 152
低酸素性虚血性脳症 　 O-1 〜 4	
	170, 176
低体温療法	176
低ナトリウム血症	
K-8	124
晩期循環不全	124
低二酸化炭素血症	
PVL(脳室周囲白質軟化症)	
	49, 61
テオフィリン	109
デキサメタゾン(デカドロン)	
吸入(抜管後)	62, 121
母への投与	7
慢性肺疾患	121
鉄剤	115
デノシン	155

と

頭囲	136, 205
凍結血漿(FFP)	147
同種免疫性血小板減少症	55
糖尿病	
母体糖尿病	6, 81
未熟児一過性糖尿病	123
動脈管開存症	
G-6 (24 〜 48時間)	84
H-5 (2 〜 4日)	98
ドキサプラム(ドプラム)	90, 187
吐血 　 G-11	91
ドパミン	
使用方法	41, 187
一過性多呼吸	32
循環不全	40
腎不全	77
晩期循環不全	124

216

ドブタミン（ドブトレックス）
使用方法.........................41，187
使用時の注意（PDA）...............86
循環不全.................................40
新生児遷延性肺高血圧症........33
晩期循環不全......................124
ドプラム.........................90，187
トラゾリン.................................187
トリクロホスナトリウム（トリク
ロリール）.................................24
ドルミカム.............→ ミダゾラム
トロンボモデュリン...................147

な
ナファモスタットメシル酸........147

に
ニトログリセリン（ミリスロール）
使用方法.............................188
循環不全.................................40
新生児遷延性肺高血圧症.........33
妊娠高血圧症候群
血小板減少............................55
白血球減少............................54
多血.......................................53

の
ノイアート...............................147
ノイトロジン...............................54
脳エコー検査
正常像...................................44
脳質周囲白質軟化症（PVL）.......49
脳室内出血............................46
脳梗塞.......................................88
脳室周囲高エコー域（PVE）
.............................49，107
脳室周囲白質軟化症（PVL）
☞ C-17（～ 3時間）...............49
☞ G-8（24 ～ 48時間）.............88
☞ J-3（1 ～ 2週）....................107
☞ K-1（2週～）.......................114
診断（エコー）...............107，114
診断（MRI）...........................131
脳室内出血
☞ C-16（～ 3時間）...............46
☞ G-7（24 ～ 48時間）............88

☞ J-2（1 ～ 2週）.................107
Papileの分類（重症度）............46
けいれん.........................67，88
診断（エコー）...........43，45，46
母体ステロイド投与.....................7
脳性麻痺...............................137
脳波.......................174，179
ノーベルバール...............24，69

は
肺炎
クラミジア...........................163
先天性肺炎............................29
肺炎球菌ワクチン...................133
肺高血圧症
☞ C-10.................................33
MAS.......................................28
新生児仮死.........................170
肺出血
PDAのシャント......................85
バクトロバン...........................151
バソプレシン...........40，125，188
抜管.......................62，121
白血球減少 ☞ C-21..............54
白血球増多 ☞ C-21..............54
ハベカシン...............145，152
パリビズマブ...........................134
バルガンシクロビル（バリキサ）..155
パルクス...............................188
晩期循環不全 ☞ K-9..............124
バンコマイシン.......145，149，152

ひ
ビクシリン.............143，149，150
ビタミンD.......................103，118
ビタミンK（ケイツー）
投与方法...............36，91，102
ビタミンK欠乏性出血症............63
ピトレシン.............41，125，188
ヒドロコルチゾン（ソル・コーテフ）
循環不全.................................40
低血糖.............38，63，104
晩期循環不全......................124
慢性肺疾患.........................120
貧血
☞ C-19.................................52

PDAの管理 86
未熟児貧血 115

母乳性黄疸 126
ホリゾン 69

ふ

ファーストシン 144
ファモチジン 91
ファンガード 162
ファンギゾン .... 112，162
風疹 ☞ N-11 158
フェノバルビタール
　けいれん 68
　鎮静 24
　薬物離脱症候群 4
フェンタニル .... 24，188
フサン 147
不整脈 .... 65，71
部分交換輸血 53
フルコナゾール 162
フルチカゾン（フルタイド）........121
プレアミンP 96
プレドニゾロン（PSL）...............55
プロスタンディン 188
フロセミド ....→ 利尿薬
プロタノール
　使用方法 .... 41，187
　使用時の注意（PDA）...........85
　循環不全 40
プロテアーゼ阻害剤...................147

へ

ベクロニウム .... 24，188
ベタメタゾン 7
ヘパリン 146
ヘルペスウイルス ☞ N-7..........153
ペンタゾシン（ペンタジン）
　..................................... 131，189

ほ

保温・保湿.................................20
ボスミン
　使用方法 .... 41，187
　吸入（抜管後）.............. 62，121
　蘇生 .... 2，16
ホスリボン...................................118
母乳 .... 72，110，118，
　　　　　　　　151，154，161

マイクロバブルテスト 182
麻疹
　☞ N-10 157
　予防接種 138
マスキュラックス .... 24，188
慢性肺疾患
　☞ K-6 119
　RSウイルス 134
　インフルエンザ 138

み

ミカファンギン............................162
未熟児骨減少症（くる病）☞ K-5
　...117
未熟児貧血 ☞ K-3.................115
未熟児網膜症 ☞ K-4...........116
ミダゾラム（ドルミカム）
　使用方法 .... 24，189
　けいれん 68
　鎮静 24
ミダフレッサ .... 69，189
ミリスロール ..→ ニトログリセリン
ミルキング（臍帯血）.....................7
ミルリノン（ミルリーラ）
　使用方法 189
　循環不全 40
　新生児遷延性肺高血圧症.........33

む

無呼吸
　☞ G-10（24〜48時間）..........89
　☞ J-5（1〜2週）...................109
　PVL（脳室周囲白質軟化症）.......49
　治療........................... 89，111
ムコソルバン 122
ムピロシン.................................151

め

メイロン
　アシドーシス補正 37
　蘇生 .... 2，16
　不整脈 66

メシル酸ガベキサート 147
メレナ 63, 188
免疫グロブリン
　血小板減少症 55
　水痘 156
　麻疹 157
　溶血性黄疸 74

も
網膜症(未熟児) ☞ K-4..............116
モダシン 146
モルヒネ 24, 189

や
薬物離脱症候群........................4
輸液
　☞ C-11(生直後) 36
　☞ G-1(24〜48時間) 79
　☞ H-1(2〜4日) 95
　☞ I-1(4日〜1週) 101
　☞ J-1(1〜2週)..................106
　栄養輸液...........................96

ゆ
輸血
　PDA 85
　血小板 55, 147
　交換輸血.................51, 73, 147
　新鮮凍結血漿(FFP)...............147
　部分交換輸血.......................53
　未熟児貧血 115
　ユナシン 144

よ
溶血性黄疸
　ABO不適合...........................73
　Rh不適合 6, 51, 73

羊水混濁
　MAS.................................28
　出生時吸引処置 7
予防接種
　☞ L-2 133
　☞ M-3 138
　B型肝炎 133
　BCG 138
　DPT-IPV 133
　Hib(インフルエンザ菌b型)..133
　RSウイルス 134
　インフルエンザ 138
　肺炎球菌 133
　麻疹 138
　ロタウイルス 133
　四種混合ワクチン 133

ら
ラシックス.....................→利尿薬

り
リコモジュリン 147
リドカイン......................66, 189
利尿薬(フロセミド，ラシックス)
　循環不全...........................40
　新生児一過性多呼吸 32
　腎不全.............................77
　慢性肺疾患 121
リプル 188
リンデロン 7

れ
レスピア 90, 109

ろ
ロタウイルスワクチン 134

＊ ＊ ＊

時間経過で診る NICU マニュアル 第5版

定価 3,080 円（本体 2,800 円＋税 10%）
※消費税率変更の場合，上記定価は税率の差額分変更になります。

2002 年	7 月 30 日	第 1 版	第 1 刷発行	
2005 年	12 月 1 日	第 2 版	第 1 刷発行	
2007 年	6 月 25 日	第 3 版	第 1 刷発行	
2008 年	8 月 10 日	第 3 版	第 2 刷発行	
2009 年	7 月 10 日	第 3 版	第 3 刷発行	
2010 年	6 月 10 日	第 3 版	第 4 刷発行	
2011 年	10 月 25 日	第 4 版	第 1 刷発行	
2014 年	7 月 10 日	第 4 版	第 2 刷発行	
2016 年	3 月 10 日	第 4 版	第 3 刷発行	
2017 年	5 月 31 日	第 4 版	第 4 刷発行	
2018 年	12 月 1 日	第 5 版	第 1 刷発行	
2022 年	7 月 20 日	第 5 版	第 2 刷発行	

責任編集	西巻 滋
編　　集	関 和男　立石 格
発 行 者	蒲原 一夫
発 行 所	株式会社 東京医学社　www.tokyo-igakusha.co.jp
	〒 101-0051　東京都千代田区神田神保町 2-40-5
	編集部　TEL 03-3237-9114　FAX 03-3237-9115
	販売部　TEL 03-3265-3551　FAX 03-3265-2750
	振　替　00150-7-105704

© 西巻 滋　2018 Printed in Japan

正誤表を作成した場合はホームページに掲載します。
印刷・製本／三報社印刷
乱丁，落丁などがございましたら，お取り替えいたします。
・本書に掲載する著作物の複製権・翻訳権・上映権・譲渡権・公衆送信権（送信可能化権を含む）は（株）東京医学社が保有します。
・ JCOPY 〈出版者著作権管理機構 委託出版物〉
本書の無断複製は著作権法上での例外を除き禁じられています。複製される場合は，そのつど事前に出版者著作権管理機構（TEL 03-5244-5088，FAX 03-5244-5089，e-mail：info@jcopy.or.jp）の許諾を得てください。
ISBN978-4-88563-701-8 C3047 ￥2800E

A	NICUに入院依頼がきた
B	新生児が生まれた
C	生直後〜生後3時間
D	生後3〜6時間
E	生後6〜12時間
F	生後12〜24時間
G	生後24〜48時間
H	生後2〜4日
I	生後4日〜1週
J	生後1〜2週
K	生後2週以降
L	退院前
M	退院後
N	感染症
O	新生児仮死
P	データ